40歳からの予防医学

医者が教える「病気にならない知識と習慣74」

森勇磨
産業医・内科医
Preventive Room株式会社代表

ダイヤモンド社

はじめに

40歳を越えたら、誰でも病気になります

「自分だけは大丈夫と思っていた」

この後悔の言葉を聞いたのは一度や二度ではありません。

40歳を越えると、がん、糖尿病、腎臓病といった病気を避けては通れません。

国立がん研究センターによれば、**40〜49歳のがん患者数は、30〜39歳と比べると、3倍以上です**（2018年）[※1]。もちろん50代、60代と年齢を重ねるにつれ、がん患者数はどんどん増えていきます。

また日本では、**糖尿病患者が約1000万人、そして糖尿病予備軍が約1000万人いる**といわれています[※2]。およそ国民の6人に1人が「糖尿病、あるいはその予備軍」にいるわけです。「予備軍」といえばマイルドに聞こえますが、すでに体がダ

メージを受けている状態です。糖尿病は最初こそ目立った症状はありませんが、放置すると血管や神経に障害が出て、最終的には透析が必要になります。

腎臓病、高血圧症、脂質異常症といった生活習慣病も同様です。目立った症状が出るころには、もう「手遅れ」になっているケースが多々あります。

●がんや糖尿病の「初期症状」をご存じでしょうか？

●健康診断の「各種数値の意味」をご存じでしょうか？

●科学的に「体に悪い」と証明されている食べ物をご存じでしょうか？

人生100年時代は、健康こそ最大の資産です。お金や時間がどれだけあっても、健康でなければ意味がありません。

日本人の「介護・寝たきり」期間は約10年

予防医学とは「健康寿命を延ばす考え方」のことです。近年は「健康寿命」がますます重要視されています。

健康寿命とは、2000年にWHO（世界保健機構）が提唱した**「自立した生活ができる期間」**のことです。

「平均寿命」から「寝たきりや認知症など介護状態の期間」を引いて出しますが、健康寿命が長ければ長いほど、「寿命の質」が高いといえます。本書は、「健康寿命」を1日でも延ばすための知識と習慣をお伝えするものです。

2019年の厚生労働省のデータを参照すると、日本人男性の平均寿命が81・41歳なのに対し、健康寿命は72・68歳。女性の平均寿命が87・45歳なのに対し、健康寿命は75・38歳という結果が出ています。※3

男性なら8・73年、女性なら12・07年を車いすで生活したり、介護等を受けたりして過ごすわけです。この期間をできる限り短くすることが本書の目的です。

ところが、「病気にならない正しい知識がどのくらい普及しているのか？」と問われると、医者としてはうつむかざるをえません。

医者が見てきた「悲しい現実」

現代は医学情報があまりにも多すぎます。残念ながら、「正しい情報」と「でたら

めな情報」がごった煮になっており、かつて私が勤務していた救急現場でも、

●スポーツドリンクやエナジードリンクに糖分が多く含まれていることを知らずに飲みすぎて、重篤《じゅうとく》な糖尿病になった人

●心不全の初期症状を放置した結果、肺に水がたまってしまい、すぐに人工呼吸器をつけなければ数十分で死に至ってしまう状態で救急搬送されてきた人

●がん検診を受けず、根拠のない民間療法に頼り、「急な体重減少」や「血便」といった症状を放置して、末期がんの状態で来院される人

など、**病院の「外」でできることをしなかったがために、人生が大きく変わってしまった人**をたくさん見てきました。

「病院の外で、やるべきことがあるのではないか？」

そうした思いから、私は現在**「予防医学の実務家」と呼ばれる産業医**の仕事をしながら、YouTubeなどのSNSを通じて予防医学の情報発信をしています。

ありがたいことに、チャンネル登録者数は27万人を超え、「予防医学を専門とした情報発信者」としては、日本一の実績を持っています。

視聴者とのやりとりの中でも、

「自分の家族をがんで失った。もっと早くこの動画と出合いたかった」

「お金がないのでなかなか病院にいけないが、この動画を見て、食事と運動に気をつけようと思った」

「脳出血で右半身の機能を失った。もっと早く知っておけば」

「かかりつけでは聞けない話をゆっくり聞けて勉強になる」

「体のメカニズムを理解することで、自分の体と向き合うきっかけになった」

こうしたコメントを多くいただきます。今の日本では正しい医療情報を得る機会が乏しいことを日々痛感させられています。

「病気になってからの」病院へのアクセスのしやすさ、国民皆保険制度による医療費負担の軽減など、日本の医療制度は世界トップクラスです。

しかし、「病気になる前の」予防医学のアプローチは十分にできているといえず、課題が多いのです。

残念なことに、**今の日本では、個人個人を病気にさせないことで対価が発生するしくみがうまく機能していません。**

だからこそ、1人でも多くの人に正しい医療情報を届けるべく、発信内容にこだわり、表現を工夫し続けていきました。

近年、EBM（Evidence Based Medicine）、つまり「科学的根拠にもとづく医療」のニーズが高まっています。

しかし、正しい知識は人生を楽しむための「手段」にすぎません。私は「科学的に正しい100点満点の生活を送れ」とは言いません。

「エビデンス」一辺倒ではなく、人生の満足度を優先する

本書は、NBM（Narrative Based Medicine）と呼ばれる**1人1人の生活や価値観、**

図1　本書の狙い

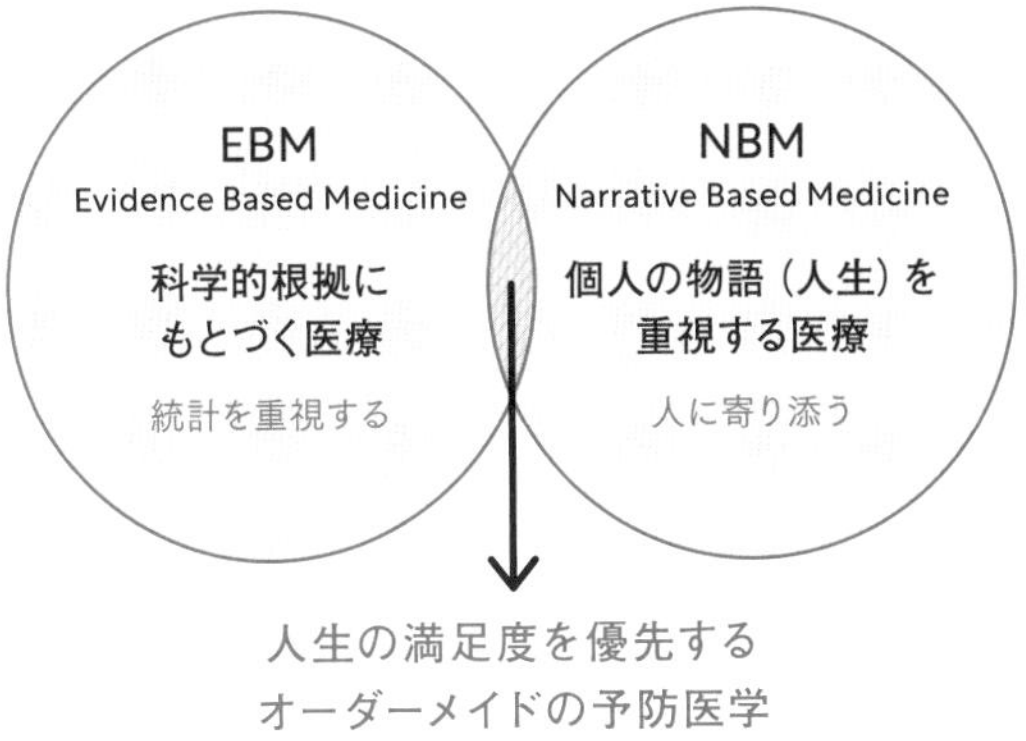

背景などを重視する医療の考え方も組み込み、すぐ実践できる内容にしました。

産業医として、社員に直接伝えたり、講話をしたり、会社のプログラムに組み込んだりという経験も、本書の構成に盛り込んでいます。

40歳は自分だけでなく、親の健康も気になる世代

日々の会話の中で病気や健康の話題が多くなるのが40歳前後です。予防医学の観点からも、40歳を目安に受けてほしい検診がいくつかあります。

例えば、「大腸がん検診」や「乳がん検診」は死亡率を下げるデータが出ており、

受けておいたほうがいいといえます。また**40歳を越えると、「両親の介護」も頻繁に話題にあがってきます。**

親世代は65歳を越えていて、免疫機能が落ち、筋力や骨も弱くなっています。１回の感染や転倒・骨折などでＱＯＬ（生活の質）が著しく低下する年代です。

本書は**「親世代（65歳以上）の健康寿命を延ばす」「介護・寝たきり状態にならないための知識」も充実**させました。ぜひ親子でシェアしてください。

さらに「病気にならない」食事・生活習慣、「病気を早く見つける」健康診断・がん検診の受け方、「病気になってから」の心がまえ・再発予防を紹介します。これらはすべて国内外の良質な論文にもとづく「科学的に正しい情報」です。本文中の脚注（※）の出典については、３２６ページのＵＲＬより確認できます。

あなたと、あなたの大切な人を守る

この本は、読んですぐに効果を実感できる内容ではありません。予防医学には、今のあなたをすぐ幸福にする「０をプラスにする」力はないからです。

しかし、未来のあなた、そしてあなたの大切な人を不幸にさせない力、すなわち

「0をマイナスにさせない」力をおおいに秘めたものです。

私の一番の願いは、晩年に「大きな病気もなく、なんだか幸せな人生だったなあ」と思える人を1人でも増やすことです。

人類の平均寿命が延び続けている今、**「健康寿命」を延ばすための予防医学は、全国民にとって必須の知識・学問**といっても過言ではありません。


本書は私にとって初めての著書になります。

この本を読んだ人が健康寿命を1日でも延ばし、後悔しない人生につながることを願い、心を込めて書きました。私の持てる全知識を出し惜しみすることなく公開することを、ここにお約束します。

2021年9月

産業医・内科医 Preventive Room 株式会社代表　森勇磨《もりゆうま》

PROLOGUE

がん、糖尿病、高血圧

病気と向き合う「3つの視点」

40歳を過ぎると、がん、糖尿病、高血圧といった病気が身近なものになります。人生100年時代においては、「自分もいずれ罹る」という前提に立ち、病気の予防・早期発見・治療のためのメンテナンスが必要不可欠です。

予防医学は大きく「1次予防」「2次予防」「3次予防」の3つに分類されます。

1次予防では、**「病気にならない」**に焦点が当てられます。

例えば、がんのリスクを上げるというエビデンスが出ている食材の摂取量を減らしたり、寿命が延びるとされている適切な生活習慣を徹底したりと、病気になる可能性を下げることを1次予防といいます。ワクチン接種もこの1次予防に含まれます。

インフルエンザのワクチンを毎年接種している方は多いですが、40歳を過ぎた中高

図2　3つの視点で予防する

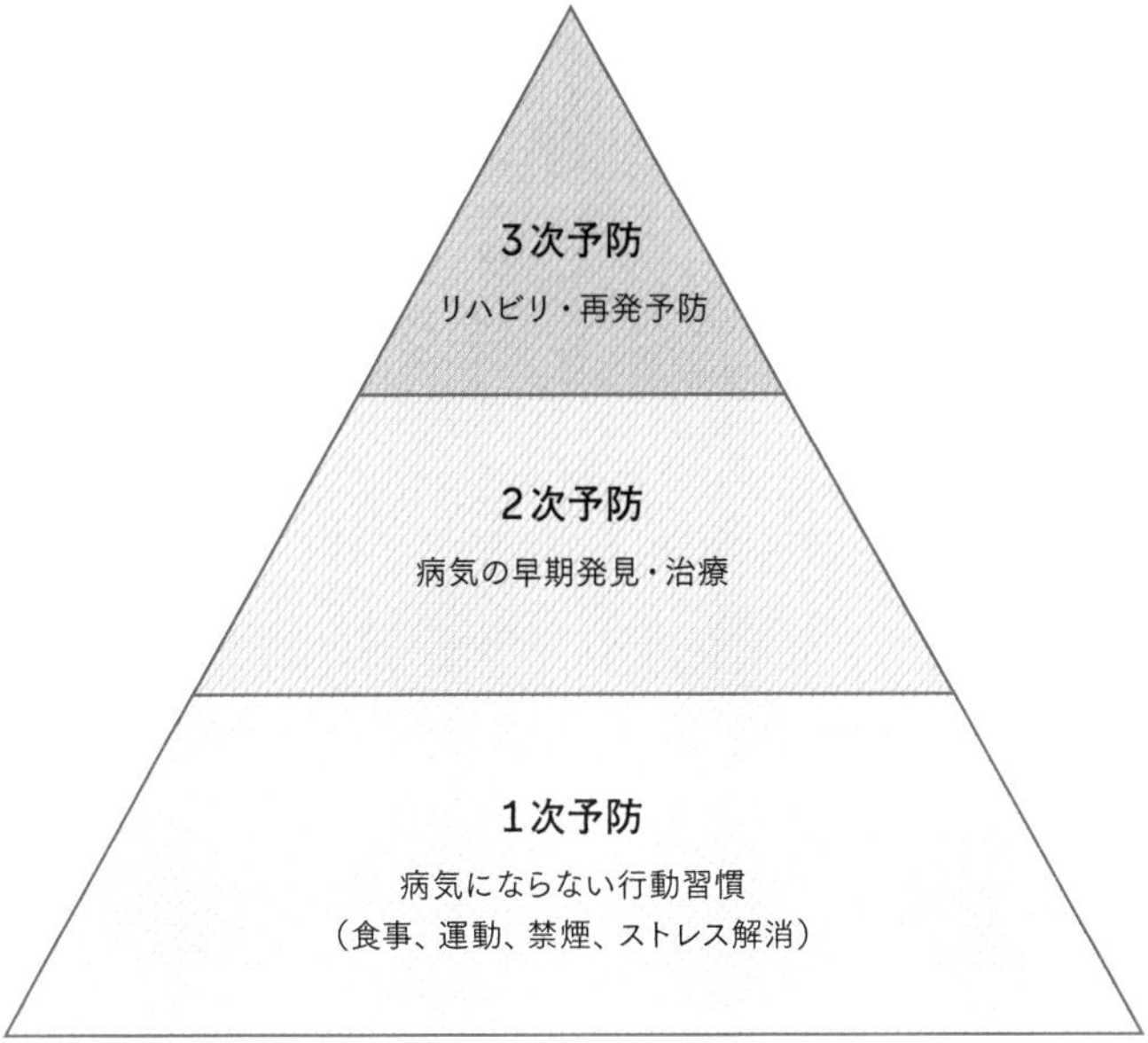

がん、糖尿病、高血圧.etc
どんな病気も3つの視点で予防する

年や65歳以降の高齢者になったら打ったほうがいいワクチンもあります。

「病気にならない」がゴールなので、1次予防がすべての土台です。

次に2次予防では、**「病気の早期発見」**に焦点が当てられます。

- ●健康診断で糖尿病、脂質異常症などの生活習慣病を指摘されたら、すぐ対応する
- ●がん検診を受け、早期発見に努める
- ●骨粗《こつそ》しょう症やうつ病を早期発見し、適切な対応をとる

これらが2次予防にあたります。

最後の3次予防では、**「病気の再発予防やリハビリテーション」**に焦点が当てられます。がん、糖尿病、脳梗塞といった大病で体の機能が落ちたとき、元の状態に少しでも近づけるリハビリも予防医学に入ります。

大病を患っても、もう一度自分の体と向き合い、残りの人生を有意義なものにしていく知識や行動習慣も3次予防に含まれます。

本書の構成は、予防医学の1次〜3次予防のエッセンスをあますところなく紹介で

きるよう工夫しました。

第1章は人生100年時代における**「健康」という資産の守り方**、第2章は**血液検査などの各種検査**、第3章は**がんと戦うポイント**を1次予防、2次予防の両方の観点から見ます。異常を早期発見し、適切な対策を打ちましょう。

第4章は**食事**に焦点を当てました。体によい食べ物（飲み物）を選び、悪い食べ物を食べすぎない習慣がつきます。

第5章では**健康的な生活習慣**を科学的データにもとづいて厳選して紹介します。

第6章は**メンタルヘルス**に焦点を当て、健全なメンタルの作り方や「調子の崩れたサイン」にすぐ対応する方法を紹介します。人生が長くなると、楽しいことも増えますが、その分苦労も増えます。「人生100年時代の紆余曲折を乗りこなすメンタル」も身につけておきましょう。

最後に第7章では3次予防として、「病気になった後」の**病気を悪化させない対処法や心がまえ**についても触れました。

興味のあるところから読み進めても大丈夫です。健康寿命を延ばし、充実した人生をともに送りましょう。

40歳からの予防医学
医者が教える「病気にならない知識と習慣74」

目次

CHAPTER 2

血液、尿、臓器のサインを見逃すな！

CHAPTER 7
病気になってからの予防医学

PREVENTIVE MEDICINE

CHAPTER 1

人生100年時代の健康戦略

日本人の平均寿命はいずれ100歳を超えるのでは、と言われています。しかしケアを怠ると、40～50代で大病を患ってしまい、人生の後半戦がつらく苦しいものに。「健康」こそ最大の資産なのです。

PREVENTIVE MEDICINE

01

健康こそ最大の資産

寿命を削ってまで働かない

1960年代、日本人の平均寿命は60～70歳程度でしたが、内閣府が提示している『高齢社会白書』によると、2065年には男性は84・95歳、女性はなんと91・35歳になると推定されています。[※1]

寿命の延びに合わせて「定年を75歳にする」という案もあり、今後の働き方にも大きな影響が出てくるでしょう。

この状況下で早急に学び直しが必要なのが「健康」についての知識です。

お金や時間、または仕事の能力がいくらあったとしても、「健康」でなければ満足に活用できません。

今後想定される社会を踏まえると、目先の仕事よりも、「70歳、80歳まで働ける体作りをしておく」ことのほうがはるかに重要です。

寿命を削って仕事をしていませんか？

30～40代の若いうちは目先の仕事ができれば評価されるかもしれません。しかし自分の体を酷使していると、それは「寿命を削って会社に奉仕している」といっても過言ではありません。

産業医をしていると、健康診断で「高血圧、要受診」の結果が出ているにもかかわらず、**仕事を優先して病院に行かない30～40代**を多く見かけます。

「時間ができたら病院に行きます」

「今は少し忙しくて……」

その結果、動脈硬化（動脈の壁が厚くなったり、硬くなったりして、働きが悪くなっている状態）が静かに進行し、**50歳を過ぎて血管が詰まり、脳梗塞を発症。**半身まひ、あるいは寝たきりになった人も少なくありません。

会社はあなたの健康を必ずしも守ってくれません。

「健康経営」に力を入れ、社員の健康を守ろうとする企業も増えてきましたが、結局

血液、尿、臓器
がん
食事
生活習慣
メンタル
病気とのつき合い方

は形骸化するケースが多いです。

だからこそ「自分の身は自分で守る」という姿勢が重要になってきます。

大病の多くは無症状

健康診断で異常を指摘される場合、多くは「無症状」です。

「はじめに」でもお伝えしましたが、**糖尿病は最初こそ無症状**ですが、放置しておくとさまざまな合併症が起こります。血管や神経に障害が出て、目がかすみ、神経の障害により手足がしびれて感覚がなくなります。さらに進行すると、最終的に心筋梗塞や脳梗塞、もしくは透析が必要な状態を迎えます。

がんも同様です。検診を受けなかったり、症状を放置したりすると、がんが転移、もしくは大きくなりすぎて手術ができなくなります。その結果、副作用の強い抗がん剤や放射線の治療が必要になってしまいます。

人間の寿命が延びているからこそ、**早めに対策しておかないと、「人生の半分を不自由な状態で生活する」ことになりかねません。**

予防医学の知識を身につけ、自分の体をこまめにケアしていきましょう。

健康戦略
血液、尿、臓器
がん
食事
生活習慣
メンタル
病気とのつき合い方

PREVENTIVE MEDICINE

02

日本人の「ヘルスリテラシー」は世界最低
自分の身は自分で守る

「ヘルスリテラシー」という言葉を聞いたことはありますか?

これは**「健康や医療に関する情報を吟味し、取捨選択していく能力」**のことです。

日本人のヘルスリテラシーは世界的には「極めて低い」とされています。

「ヘルスリテラシーを点数化して評価する質問シート」を日本人1000人に回答してもらった研究では、ヨーロッパの8か国と比べて日本の点数は最下位です。※2

また「ベトナム、マレーシア、インドネシアといった東南アジアの国々と比較しても日本人のヘルスリテラシーは劣っていた」という結果も出ています。※3 残念ながら、日本人のヘルスリテラシーは調べられる限りでは**「世界最低」**なのです。

WHOの統計によれば、シンガポールは平均寿命が日本より短いにもかかわらず、

「平均寿命－健康寿命」の差が日本より短く、**不健康な状態で生活する期間が世界で最も短い**とされています。[※4]

これはシンガポールの「社会保障制度」が関係していると言われています。シンガポールでは個人の給与の一部が自動的に「老後に病気になったときに使用する資金」として口座に貯蓄され、そこから医療費が捻出されます。

つまり**「自分のことは自分でする」という風潮が強い**国なのです。

だからこそ、各々が病気にならないよう健康に関心を持ち、ヘルスリテラシーを高めることで、健康寿命の延びにつながっているのではないかと言われています。この点は日本人も大いに見習うべきでしょう。

日本の医療体制は世界的にも非常に素晴らしく、トップクラスに手厚い状態であると言えます。しかし残念ながら、その状況を活かしきれていません。

がん検診を受けているのは「2人に1人」

がん検診をみても、アメリカではなんと約8割の国民が受診している一方で、**日本人の受診率は約4～5割にとどまっています。**[※5]

受診をしない理由として、2014年度の世論調査では「時間がないから」「費用が高いから」といった理由が上位を占めています。しかし、人間は本当に必要と感じる場合には時間を作るものです。

実際に時間がないというよりは、「がん検診のためにわざわざ時間を作りたくない」が正確ではないでしょうか。

費用に関しても2000円を超えることはほとんどありませんし、自治体によっては無料クーポンを配布しているところもあるくらいです。「費用が高い」という印象は誤りです。

医者の立場からすると、**安価で死亡率を下げる明確なエビデンスのあるがん検診を受けないのはとてもリスキー**で、もったいない選択をしていると感じます。

日本の「平均」の寿命が世界一とはいえ、もっと日本の恵まれた医療資源を利用したり、適切な情報を選択したりしていく必要があります。

PREVENTIVE MEDICINE

03

日本で予防医学が浸透しない理由

「ありきたりなこと」しか言えない医者の本音

病院では「どんな薬を使うか」「どんな治療方針か」に時間を割きます。一方で、自宅での過ごし方やポイントを説明することは少ないです。

「病院を受診しろと言われたので受診したが、医者から有益なアドバイスをもらえず、余計にモヤモヤした」

「『食事・運動に気をつけましょう』というありきたりなことしか言われなかった」

産業医をしているとこうした不満を日常的に耳にします。

医者が勉強するのは基本的に**「病院の中でできること」**です。それは病気の診断や薬の処方などであり、食事や運動といった予防医学の知識を勉強する機会はあまりありません。つまり、**そもそも知識がないので具体的な話ができない**のです。医学は日進月歩で進歩しており、新しい薬や治療法についていくだけで多大な労力を要しますので、なかなか予防医学まで手が回りません。

「病気になる前」の予防医学のアプローチは十分にできているとはいえず、世界からも遅れをとっています。

「病院に行っても大したことはしてもらえない」

「価値を感じないから病院に行かない」

こう考えてしまう人が多いのも無理はありません。

本当に役立つ情報だけを厳選

一般の方にとって悩ましいのは、「健康診断のデータがちょっと悪い」「なんだか体の調子がよくない」といった微妙な体調不良ではないでしょうか。

でも安心してください。実は、科学的エビデンスで考えると**「注意すべきポイント」「予防のためにできること」は限られており、非常にシンプル**です。健康診断にお金をかけたり、「体にいい」高級な食材を買ったりする必要は一切ありません。

本書を通して、「コストパフォーマンスのよい予防医学」を身につけてください。

PREVENTIVE MEDICINE

CHAPTER 2

血液、尿、臓器のサインを見逃すな！

毎年受けている健康診断のデータを正しく理解できていますか。血液、尿、臓器のサインを見逃してはいけません。各種検査の「絶対に知っておくべきポイント」をお伝えします。

PREVENTIVE MEDICINE

04

絶対知っておくべき「血圧の超基本」
心筋梗塞や腎臓病を招く高血圧

40歳を越えると日本人の約半数が高血圧になるといわれています。[※1] 医者から見れば、高血圧の人は「時限爆弾」を抱えているようなものです。

高血圧を放置しておくと、その圧力によって血管の壁が傷つき、動脈硬化が進行します。心筋梗塞、脳出血、大動脈解離《かいり》、大動脈瘤破裂《りゅうはれつ》といった命に関わる重大な病気リスクが上がり、腎臓の機能も低下します。

高血圧はあらゆる大病を招く恐ろしい生活習慣病なのです。

そもそも「血圧が高い」とはどういう状態なのでしょうか。中学の理科の電気の授業で習った「オームの法則」を覚えていますか。「電圧（V）＝電流（I）×抵抗（R）」というものです。この公式は血圧にも応用でき、**「血圧（V）＝血流量（I）×血管の抵**

抗(R)」と変換できます。

「塩分をとりすぎると血圧が上がる」はよく聞く話ですが、これは塩分に含まれる「ナトリウム」に水を引き込む力があるためです。**血管の中に水分を引き込むので、「血流量(I)」が増え、血圧が上がってしまう**のです。

また糖尿病、脂質異常症などが原因で動脈硬化が進行すると、血管が硬くなったり、細くなったりすることで「血管の抵抗(R)」が強くなり、血圧が上がります。血圧はこのような仕組みで上昇していくのです。

40歳を過ぎたら、血圧計を必ず買う

そこで大事なのは**「血圧の測定」**です。銭湯や温泉施設にある血圧計で測定したことのある人も多いでしょうが、それにはほとんど意味がありません。温かいお湯につかると全身の血管が「拡張」するからです。

血管が拡張してしまうと「血管の抵抗(R)」が弱くなるので、血圧は本来の値より下がります。**風呂あがりに血圧を測定すると本来より低く数値が表示されるので、高血圧の発見が遅れてしまう**ことも珍しくありません。逆に、本来の値より血圧が上

図3　なぜ高血圧が問題なのか？

正常な血圧

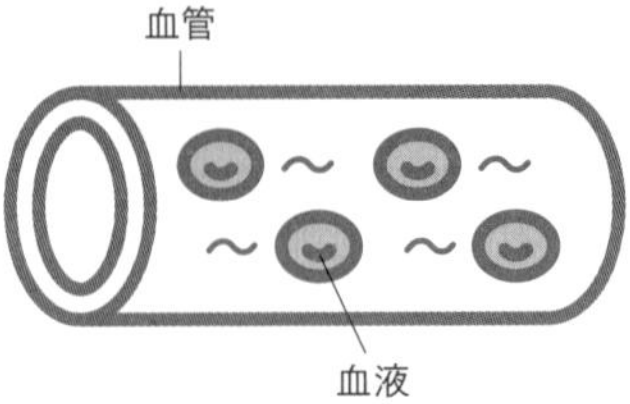

血液がスムーズに
流れている

高血圧

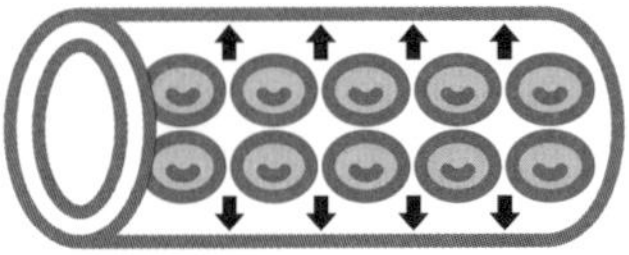

血流が増え、
血管を押す力が強くなる

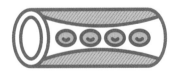

血管の壁が厚く硬くなり、
血流が悪くなる（動脈硬化）。
腎臓の機能低下や
脳出血につながる

がってしまう場合もあります。それは「病院で測定した場合」です。

「白衣姿の威厳のある医師から、何か病気を宣告されるかもしれない……」

病院は、人を不安な気持ちにさせるファクターがそろっている非日常空間です。病院で測定したときだけ血圧が上がってしまう事象は**「白衣高血圧」**という医学用語が存在するくらい一般的なものです。

この白衣高血圧には「長期的には心筋梗塞などのリスクを上げる可能性」が示されています。[※2] また、持続的な高血圧に移行するリスクが約3倍になるというデータもあるので、要注意です。[※3] 高血圧の前ぶれ状態だと考えましょう。

最も正確な数値を反映するのは銭湯でも病院でもなく、自宅で測定した血圧です。

血圧は瞬間的に高くなって悪さをするものではありません。慢性的に高血圧の状態が続くことで血管の壁をじわじわ傷つけていくのです。

だからこそ、最も落ち着いた状態である自宅での血圧測定が欠かせません。

40歳を過ぎたら、1か月に1回程度でいいので、自宅で血圧を測定する習慣をつけましょう。高血圧になったときでも早く対応ができますし、健康への関心を維持するきっかけにもなります。

PREVENTIVE MEDICINE

05

上の血圧は120以下をキープ 高血圧の基準を変えた「世界的な分析」とは？

「高血圧の基準がよくわからない」「どれくらい高いと問題なのか？」

こうした声もよく聞きます。

医学用語で上の血圧を「収縮期《しゅうしゅくき》血圧」、下の血圧を「拡張期《かくちょうき》血圧」と呼びます。収縮期血圧は心臓から全身に血液を送る際の血圧、拡張期血圧は全身から心臓に血液が戻ってきたタイミングの血圧です。

年齢とともに動脈は硬くなっていくので、心臓から全身に血液を送るときの「抵抗」が増えるため、上の血圧は高くなっていきます。また、動脈が硬くなると血管の弾力がなくなり、全身に送り出される血液が少なくなります。その結果、戻ってくる血液も少なくなるので、年をとると下の血圧は下がる傾向があります。

「下の血圧より上の血圧を下げたほうが心臓病のリスクを下げる効果が大きかった」というデータもあります。[※4] **基本的には上の血圧に注目**しておけばいいでしょう。

アメリカでは高血圧の基準が次ページの図4のように改定されました。AHA2017と呼ばれるアメリカの心臓協会で定められたものです。この基準を補足すると下記になります。

- 120以上⬇血圧が高めなので、生活習慣の改善で120未満にしましょう
- 130以上⬇「高血圧」です。運動と食事の改善で血圧を下げましょう
- 140以上⬇お薬での治療が必要です

従来は高血圧の基準は「上の血圧が140以上」だったのですが、130以上になりました。2015年に米国・プエルトリコの施設の約1万人を対象に行われた「SPRINT試験」では、**「上の血圧が120未満だった人のほうが死亡率や心臓病の発生率が低かった」**というデータが発表されました。[※5]

そして、2016年に医学誌『Lancet』で発表された、約61万人ものデータ

図4　高血圧の基準

	上の血圧		下の血圧
正常血圧	120mmHg 未満	かつ	80mmHg 未満
血圧上昇	120〜129mmHg	かつ	80mmHg 未満
ステージ1高血圧	130〜139mmHg	または	80〜89mmHg
ステージ2高血圧	140mmHg 以上	または	90mmHg 以上

を対象に行われた分析では、**「上の血圧が130未満だと心不全、腎不全、脳卒中などのリスクが下がる」**いう結果が出ました。[※6] こうしたデータを踏まえて、2017年に高血圧の基準が改定されたのです。

高血圧に対して「薬を出す出さない」は医者によって異なりますが、**薬は飲まないに越したことはありません。**生活習慣の改善で下げていきましょう。

血圧については「上の血圧は130未満にしておきたい。120以下になったら素晴らしい」という考え方を持っておくとよいでしょう。

PREVENTIVE MEDICINE

06

ＨｂＡ１ｃは５・６以下にする
「糖尿病予備軍」の怖い話

ＨｂＡ１ｃは「糖尿病」に関する指標です。ＨｂＡ１ｃとは「１～２か月間の血糖値の平均値」を意味します。

血糖値の高い状態が続くと、血管は傷つき、動脈硬化を招き、さらには心筋梗塞や脳梗塞のリスクを上昇させます。**血糖値が平均的に高いと、日常的に血管を傷つけているると言える**のです。

ただ、血糖値は１日の中で激しく変動します。

例えば、食事をした後は急激に血糖値が上昇しますし、空腹のときは下がります。

その場で確認した瞬間的な血糖値とＨｂＡ１ｃとのダブルチェック体制をとることで、糖尿病を早期発見します。

糖尿病の本質とは？

誤解している人が多いのですが、**糖尿病の本質は「尿の糖分が多いこと」**ではなく、**「血管を傷つけること」**なのです。そのため次のような合併症が生じるのです。

●目に関わる細い血管が傷ついて「糖尿病網膜症《もうまくしょう》」という状態になり目がかすんだり、蚊のようなものが見えたりする
●尿の中の糖分が増えると、水を引き込み尿量が多くなり、頻尿になったり、のどが異様に渇いたりする
●血糖値が高い状態が続くと、「インスリン」というホルモンが糖分をエネルギーとして利用できなくなり、代わりに筋肉や脂肪を分解する。その結果、体重が減少する
●神経障害により手足のしびれがおきたり、白血球が本来の力を発揮しにくくなり、風邪等を引きやすくなったりする

厄介なことに、糖尿病はある程度進行しないと症状が出ません。気づかないうちに

健康戦略
血液、尿、臓器
がん
食事
生活習慣
メンタル
病気とのつき合い方

体内の血管や神経をむしばみ、最終的には血流が通わなくなることで足を切断することもあります。それゆえ糖尿病は「サイレントキラー」とも呼ばれています。

HbA1cの値には細心の注意を払わなければいけません。大まかな基準として、**6・5を超えると「糖尿病が強く疑われる」**となります。**5・7~6・4だと「糖尿病予備軍」**に分類されます。

「糖尿病予備軍」の不都合な真実とは?

「はじめに」でもお伝えしましたが、日本には「糖尿病予備軍」が約1000万人いるといわれています。この予備軍にいる人たちは「予備軍だから大丈夫」「年をとったら、誰でも数値は悪くなる」とのんきに考えがちです。

しかし、それは大間違いです。実は糖尿病になっていなくてもこの**糖尿病予備軍に該当する時点で、心筋梗塞や脳梗塞のリスクが上がった**というデータがあります。※7

糖尿病ほどではないにせよ、予備軍の人は慢性的に血糖値が高い状態が続いているので、動脈硬化が少しずつ進行しているおそれがあります。

HbA1cが5・7を超えている人は注意して、生活習慣を今すぐ改めてください。

PREVENTIVE MEDICINE

07

LDLコレステロールは160から注意！
心臓病リスクが2・6倍も上がる！

健康診断で測定するコレステロール・中性脂肪の基準値は次の3つです。

- LDL（悪玉）コレステロール（基準値：140mg／dℓ未満）
- HDL（善玉）コレステロール（基準値：40mg／dℓ以上）
- トリグリセリド（中性脂肪）（基準値：150mg／dℓ未満）

LDLコレステロール（以下、LDL）は「悪玉コレステロール」という名称でメディアに扱われ、有名になりました。しかし、LDLは「体に必須の存在」なのです。肝臓で作られたコレステロールは、ホルモンの材料になったり、細胞にとって必要な細胞膜を作ったりするのに欠かせません。

そしてLDLはこのコレステロールを全身に運搬する役割を持っています。ただし「多すぎる」場合には体に害を及ぼします。**不要なLDLが血管の壁に蓄積していき、最終的に血管を詰まらせ、心筋梗塞や脳梗塞を引き起こす**きっかけになってしまうのです。足の血管に血栓が詰まり、足を切断する事態になりうる「急性動脈閉塞症」のリスクも高まります。

対照的に「善玉コレステロール」と呼ばれるHDLコレステロール（以下、HDL）は、この血管の壁に蓄積した余分なコレステロールを回収する「ゴミ収集車」のような役割を果たします。**HDLが少ないと、「ゴミの回収能力」が落ちてしまい、体に不利益を及ぼします。**

9000人の日本人を集めて行われた研究でも、HDLが40㎎／dℓ未満の人は心筋梗塞のリスクが約2・5倍上昇したというデータも存在しています。[※8] こうした理由でLDLが「悪玉」、HDLが「善玉」と呼ばれています。

豆知識ですが、もともとはこういったコレステロールの異常は「高脂血症」という名称でした。しかし、「HDLは低いほうが問題なんだから、高脂血症という名前は正確ではない」という理由で2007年に「脂質異常症」に変更されました。

LDLの基準値は140㎎／dℓ未満とされていますが、糖尿病や腎臓病の人は血管が詰まりやすいので、120㎎／dℓ未満が推奨されています。

危険度を総合的に判断する「吹田スコア」

こうした個人差をできるだけ簡単に評価するために、大阪の吹田市で行われた研究にもとづいて**「吹田スコア」**という判定基準が作られました。[※9]

人間の「血管の詰まり」リスクは、コレステロールだけでなく高血圧、遺伝などの「掛け算」で決まります。年齢、LDLの数値、血圧の数値などを当てはめて点数をつけ、**今後10年間で心筋梗塞や脳梗塞などを起こす可能性がどのくらいかを判定**し、薬の処方などを決めていきます。

項目の中には「喫煙」もあります。「なし」なら0点、「あり」なら5点の加算になります。もし、「LDLが高くてたばこを吸っている人」が吹田スコアで判定した結果、ぎりぎり「投薬の必要あり」になったとしましょう。禁煙して点数を5点減らし、薬を飲まないという選択もスコア上ではできます。

図5 吹田スコア 計算表

リスク	変数	点数
①年齢（歳）	35-44	30
	45-54	38
	55-64	45
	65-69	51
	70以上	53
②性別	男性	0
	女性	−7
③喫煙	なし	0
	あり	5
④血圧（mmHg）	至適血圧 ＜120 かつ ＜80	−7
	正常血圧 120-129 かつ／または 80-84	0
	正常高血圧 130-139 かつ／または 85-89	0
	Ⅰ度高血圧 140-159 かつ／または 90-99	4
	Ⅱ度高血圧 160-179 かつ／または 100-109	6
⑤HDL-C（mg/dL）	＜40	0
	40-59	−5
	≧60	−6
⑥LDL-C（mg/dL）	＜100	0
	100-139	5
	140-159	7
	160-179	10
	≧180	11
⑦耐糖能異常※1	なし	0
	あり	5
⑧早発冠動脈疾患家族歴※2	なし	0
	あり	5
①～⑧の点数を合計		点

吹田スコアの得点	予測される10年間の冠動脈疾患リスク	分類
40以下	2%未満	**低リスク**
41-55	2-9%未満	**中リスク**
56以上	9%以上	**高リスク**

※1 「糖尿病予備軍」もしくは「糖尿病」と診断されたかどうか
※2 第一度近親者（親、兄弟、子ども）に男性なら55歳未満、女性なら65歳未満で冠動脈疾患（心筋梗塞など）を起こした人がいるかどうか

コレステロールの治療薬を飲むと「肝酵素の数値が上がる」、あるいは「筋肉に障害が起こる」などの副作用が起こるリスクも少なからずあります。飲まずに済むのなら飲まないほうがいいです。

また日本動脈硬化学会が出している**「これりすくん」**というアプリに健康診断のデータを入力すると、自分が将来心筋梗塞などの病気になるリスクを確認できるので、こちらも試してみてください。

コレステロール値の上昇を抑えるには、「禁煙」「標準体重の維持」「肉の脂身、乳製品、卵黄の摂取を抑える」「魚類、大豆製品、野菜、果物、海藻の摂取を増やす」「食塩の摂取は1日6グラム以下」「アルコールの摂取は1日25グラム以下」などが有効とされています。

具体的に**どのくらいの数値であれば、病院に行くべきなのでしょうか？**

「LDLの基準値（140）を超えたら病院を受診する」でもいいのですが、「このくらいなら薬はいりません。食事・生活に気をつけましょう」という診断で終わることもあります。

コレステロールが高い4万7000人の日本人を集めてリスクを評価したある研究

では、**「LDLが160を超えると心筋梗塞などの心臓病のリスクが2・6倍に、180を超えると5・7倍**になった」という結果が出ています。[※10]「160を超えたらできれば受診、180を超えたら必ず受診」をオススメします。

中性脂肪にも注意が必要です。**中性脂肪の数値が高いと「急性すい炎」が起こるリスクが高まります。**お腹や背中が猛烈に痛み、命にかかわることもある恐ろしい合併症です。中性脂肪は分解されると「カルシウム」とくっつく性質があります。あまりに増えすぎるとカルシウムと過剰に結合し、すい臓の細い血管を詰まらせ、「急性すい炎」が起こるわけです。[※11]この急性すい炎のリスクについては、中性脂肪が500を超えると上昇するというデータがあります。[※12]

また心臓病に関しても、中性脂肪が300を超えるとリスクが約2倍になるという論文が存在します。[※13]中性脂肪が500を超えたら確実に病院に行く必要がありますが、300の段階で一度受診しておくのが無難でしょう。

まとめると、**「要注意:LDL160、中性脂肪300」「必ず受診:LDL180、中性脂肪500」**となります。毎年の健康診断のデータと照らし合わせて、しっかり自分のリスク評価をしていきましょう。

PREVENTIVE MEDICINE

08

尿酸値は7以下にする プリン体は1日400㎎まで!

日本では、尿酸値が高い状態の「高尿酸血症」になっている人が1000万人以上いるといわれています。そもそも**「尿酸」とは、細胞の中に含まれるプリン体が代謝され、発生する物質**です。尿酸が全身に悪影響を与え出すサインは2つあります。

1つ目が**「痛風」**です。余分な尿酸は体の関節の中で固まり、結晶化します。これが異物とみなされ、体内で「警察」の役割を果たしている白血球からの総攻撃を受けます。この際に起きる炎症で、足の親指や膝などの関節が真っ赤に腫れあがるのが「痛風発作」です。発作後には「痛風結節」というコブのようなものが残ることもあり、これは骨を破壊することもある恐ろしい病気です。

そして2つ目は**「尿管結石」**です。尿酸値が高いと文字通り尿が酸性に傾き、尿酸が溶けにくくなり、尿酸結石が発生します。この結石が尿管に詰まると、とんでもない激痛が引き起こされます。

高血圧、糖尿病リスクが上がる

そして、この痛風と尿管結石が起きている場合、すでに尿酸がさまざまな臓器に悪影響を及ぼしている可能性があります。

まず前提として尿酸値が高いと、高血圧、糖尿病といった生活習慣病のリスクが上がります。これは細胞にすみ着いた**尿酸が「活性酸素」と呼ばれる動脈硬化につながる成分を生み出す**ためといわれています。さらに、結晶が腎臓に沈着して炎症が起きる「痛風腎」により、腎臓の機能が落ちてしまうこともあります。

しかし最近では、「高尿酸血症であっても症状がなければ、必ずしも薬で治療しなくてもよい」ともいわれています。[※14]「臓器への合併症が起こるのは尿酸の結晶化が原因であって、尿酸値が高いことが原因ではない」のが理由です。とはいえ、尿酸値が高いと痛風や尿管結石リスクは上がりますので、生活習慣の対策は必須です。

発作リスクは数値によって異なります。**尿酸値が7台だった人の5年間の痛風発症**

率は2％ですが、9台で20％、10以上で30％という研究結果があります。[※15]

痛風や尿管結石は「体からの最終警告」です。放置しておくと心筋梗塞や腎不全に至る危険性があるので、発作が起きたら早急に対策してください。

海外の論文でも**「年2回以上の発作や尿管結石が起きたら、内服治療をして尿酸値を下げるべき」**と明言されています。[※16]

このように尿酸値が高いと基本的にろくなことが起こりません。「尿酸値が高いと肺がんのリスクが下がる」[※17]とも言われていますが、他のデメリットが大きすぎるので、下げたほうが明らかにいいです。尿酸値は7以下にしましょう。

プリン体と言えば「ビール」が有名ですが、アルコールの入っているお酒全般にプリン体は多く含まれています。ノンアルコール飲料にすればプリン体をカットできますし、また**アルコール飲料の中でもワインは尿酸値をそれほど上げないというデータもあります。**[※18]食材でいえばレバー・肉・魚などにプリン体は多く含まれており、プリン体の摂取量は1日400㎎を超えないようにしましょう。[※19]

減量も有効とされています。またコーヒーや乳製品、ビタミンCは尿酸値を下げるというデータが出ているので試す価値はあるでしょう。[※20～22]

図6 プリン体を含む食品

※100g当たりの含有量

多 ↕ 少

極めて多い (300mg以上)

鶏レバー、マイワシ干物、イサキ白子、
あんこう肝（酒蒸し）

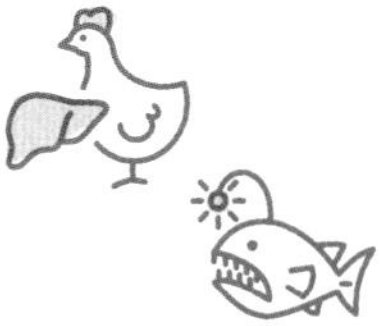

多い (200~300mg)

豚レバー、牛レバー、カツオ、マイワシ、
大正エビ、マアジ干物、サンマ干物

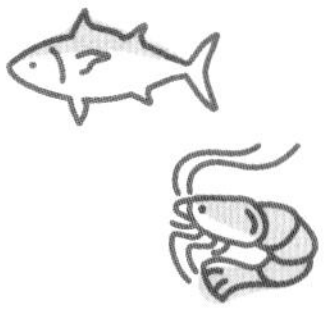

少ない (50~100mg)

ウナギ、ワカサギ、豚ロース、豚バラ、
牛肩ロース、牛タン、マトン、ボンレスハム、
プレスハム、ベーコン、ツミレ、ほうれん草、
カリフラワー

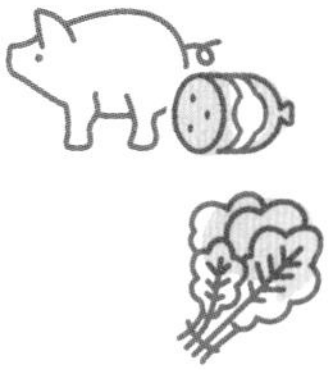

極めて少ない (50mg以下)

コンビーフ、魚肉ソーセージ、かまぼこ、
焼ちくわ、さつま揚げ、カズノコ、筋子、豆腐、
牛乳、チーズ、バター、鶏卵、とうもろこし、
じゃがいも、さつまいも、米、パン、うどん、そば、
果物、キャベツ、トマト、にんじん、大根、白菜、
海藻類

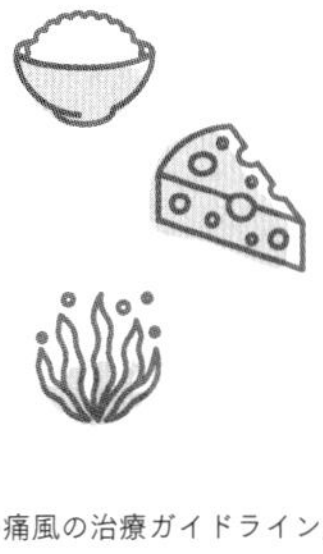

出典：『高尿酸血症・痛風の治療ガイドライン』

PREVENTIVE MEDICINE

09

「尿タンパク」と「GFR」をダブルチェック
腎臓病を早期発見する2つのポイント

腎臓病は「腎臓の機能が気づかないうちに低下していく病気」です。

腎臓が本来の機能を果たせなくなると人工透析が必要になり、生活の質も劇的に下がります。むくみ、倦怠感、息切れなどの症状がありますが、**症状が出るころには手遅れになっている**ことも少なくありません。

腎臓病の早期発見には尿検査が欠かせません。腎臓は「体にとって重要な成分を残し、不要な物質を尿として外に出す」という「ろ過」機能をもっています。

腎臓病になると、このふるい分けの精度が落ちてしまい、本来、体に残すべき「タンパク質」が尿に漏れてしまいます。この漏れたタンパク質を拾い上げて、腎臓病を早期発見します。

健康戦略
血液、尿、臓器
がん
食事
生活習慣
メンタル
病気とのつき合い方

尿タンパク検査は健康診断の項目に入っているので実際に検査を受けている人も多いでしょう。しかし結果通知では**「どういう状態になっているのか?」がわかりにくいものが多く、陽性でも放置してしまう人が多数**います。

ただ、運動をした後やタンパク質を多く摂取した後など、「異常がなくても」尿タンパクが陽性になることもあります。1回の尿検査で判断せず、再検査をして「本物の」異常なのかどうかを確認したほうがいいでしょう。

尿タンパクは「+1」でも必ず再検査

検査結果には「−、±、+1、+2、+3」の5パターンあり、**「+1、+2、+3」であれば必ず再検査**をしてください。

+1であれば再検査で正常の場合もありますが、+3だとタンパクがしっかり尿に出ている状態です。「タンパク質が尿にドバドバ漏れている」ネフローゼ症候群の可能性もあります。強い危機感を持ってください。

自宅で確認できる試験紙も販売されているので、病院に行くのが面倒な人はせめてそちらで再検査を行っておくと安心です。

健康診断の項目には入っていないこともありますが、血液検査で「クレアチニン」の値もチェックしましょう。

クレアチニンとは、運動した後などに筋肉から生じる「ゴミ」のことです。**腎臓の機能が落ちると、このゴミを尿に排出する機能が落ちます。**すると、体にクレアチニンがたまり血液検査の数値が上昇するわけです。

しかしクレアチニンには「個人差が大きい」という問題点があります。そもそも筋肉量や運動量によって運動後の「ゴミ」の量が変わってきます。

例えば、20代の男性のラグビー選手と50代の一般女性では、腎臓の機能がどちらも正常だったとしても数値は前者のほうが高くなります。

GFRを必ずチェック!

この問題は、クレアチニンを年齢・性別で調整した「GFR」という数値に変換することで解消できます。この**「GFR」の値が45を切っていると腎臓病の疑いがあります。**健康診断の結果通知にGFRの値が載っていない場合は、日本腎臓学会が作成している測定ツールに数値を入力するだけですぐ確認できます。

【測定ツール】https://jsn.or.jp/general/check/

腎臓病患者の3～4割は尿タンパクが正常だったという報告もあります。[※23] 尿タンパク＋クレアチニン（GFR）の「挟み撃ち」で腎臓病の見逃しを減らしましょう。

高血圧、糖尿病の人は高リスク

腎臓の機能が落ちるのは、高血圧や糖尿病といった生活習慣病に起因することがほとんどです。高血圧が続くと、腎臓の血管の壁が強い圧力を受け続けるので、「動脈硬化」が進行し、腎臓に十分な血液が送れなくなります。

また、糖尿病になり血糖値が高い状態が長期間続くと腎臓の血管も傷つきます。この結果生じる**「糖尿病性腎症」という腎臓病は、人工透析が必要になる原因の4割を占める**ともいわれています。他にも、腎臓内部の非常に細かい血管の集まりである糸《し》球体《きゅうたい》に炎症が起きると「糸球体腎炎」という状態になり、急激に腎臓の機能が下がるケースも存在します。

高血圧、糖尿病の人は注意が必要です。リスクの高い人はGFRの測定までやり切っておいたほうが安全でしょう。

PREVENTIVE MEDICINE

10

脂肪肝が悪化すると肝臓がんになる
「隠れ脂肪肝」を見つける方法

健康診断で「AST　高数値　要精査」と指摘されたものの、結局よくわからず病院には行かなかった。とてもよく聞く話です。

まず**「AST（GOT）」「ALT（GPT）」とは、肝臓に何かしらの異常があり、肝細胞が壊れているときに上昇しやすい酵素**のことです。

ASTは肝臓だけでなく、心臓や体の筋肉にも含まれています。そのため、肝臓に異常がなくても筋トレや運動をした後にも筋細胞が壊れて上昇することがあります。対してALTはほぼ肝臓由来のものです。上昇している場合は肝臓に何かしらの異常があります。

ポイントは**「脂肪肝の有無」**です。肥満の延長のようなイメージかもしれませんが、

図7　脂肪肝は早期発見が欠かせない！

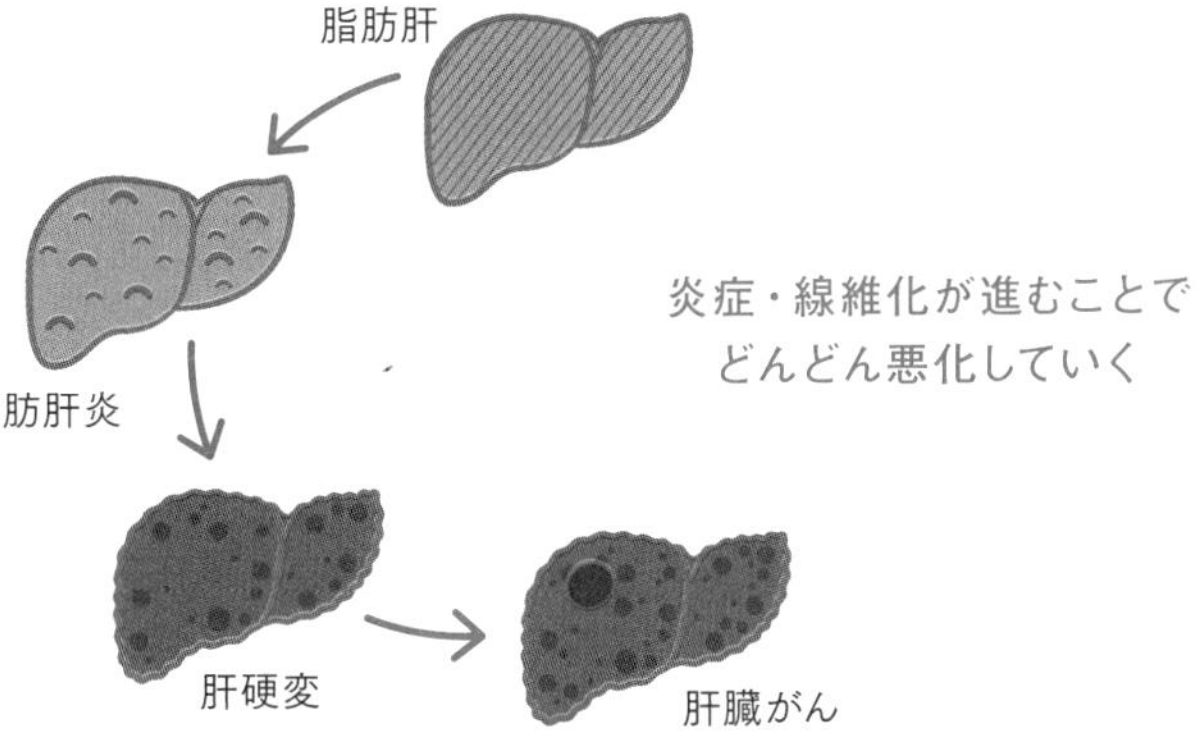

言葉の響き以上に恐ろしい状態です。脂肪肝を放置すると脂肪肝炎に移行します。脂肪自体が炎症を引き起こしている状態で、肝臓を「線維化」させてしまうのです。

線維化とは、何度もかきむしった後の硬くなった皮膚と同じように、炎症が繰り返し起きて**「肝臓の細胞が、仕事ができないかさぶたに置き換わる」**ことを意味します。

そしていったん線維化が起こると、決して元には戻りませんし、線維化した部分が肝硬変、肝臓がんの発生母地になることもあります。また線維化以外にも、**脂肪肝の影響で大腸がんや乳がんのリス**

クが上昇したという論文も存在します。[※24、25] いずれにしろ脂肪肝を指摘されたら早急に手を打たなければなりません。

注意！　お酒を飲まなくても脂肪肝になる

「脂肪肝＝大酒飲みがなる病気」というイメージが強いかもしれませんが、**「お酒を飲まなくても脂肪肝になる」**という事実も知っておいてください。現在特に問題になっているのが、アルコール以外の原因による脂肪肝、通称**NAFLD（非アルコール性脂肪肝疾患）**です。日本国内に約1000万人存在すると推定されています。NAFLDの原因の多くは高血圧や糖尿病などの「生活習慣病」です。NAFLDを放置すると「NASH（非アルコール性脂肪肝炎）」に移行することもあります。

さらに注意点としては「ASTやALTが上がっていなくても、脂肪肝になる」ということです。「脂肪肝になっている＝肝臓の細胞が壊れている」ではないので、**「数値は正常なのに、脂肪肝が眠っている」ケースも存在**します。

「ALTが上昇していてNAFLDがあった人」より「ALTは正常なのにNAFLDがあった人」のほうが2倍多かったというデータもあります。[※26]

メタボを甘く見ないで!

ここで**重要になってくるのが「BMI」**です。男性の銀行員を対象に行われた研究では、BMIが高い人(25以上が肥満とされています)と、ASTやALTが高い人とでは、前者のほうが脂肪肝になっている割合が高かったというデータがあります。[※27]

結論としては「肝酵素が上がっている」、もしくは「肝酵素が正常でもBMIが上昇している」と脂肪肝のリスクありといえます。

脂肪肝の診断には「腹部超音波検査」が必要です。**もし脂肪肝なら、肝臓が超音波を通じてキラキラ輝いて画面に映し出されます**(医学用語でbright liverと言います)。

検査の結果、脂肪肝が存在したら、「お酒を過度に飲まない」のは当然として、もう1つの原因である肥満対策として、「適度な運動をして、食事に気をつける」ようにしましょう(食事・運動の詳細は4・5章で解説します)。

PREVENTIVE MEDICINE

11

絶対に軽く見てはいけない貧血

男性の貧血は「体に異常あり」と考える！

医学的には「貧血」はどういった状態のことを指すのでしょうか。

貧血は「ヘモグロビン（Ｈｂ）」という血液検査の項目だけで判断できます。ヘモグロビンとは「全身に酸素を行き渡らせる」役割のある非常に重要な成分で、鉄を含む「ヘム」とタンパク質の「グロビン」で構成されています。

ＷＨＯの定義では、**男性は13、女性は12、妊婦・高齢者は11を下回ると貧血に該当**します。ただ、軽く下回る程度で症状がなければ、様子を見てもいいでしょう。しかし、どんな人でも10を切ったら病院に行くことを強くオススメします。

貧血の原因はさまざまですが、最も多いのは鉄分不足で起こる「鉄欠乏性貧血」です。主な症状としては、次のようなものがあります。

- **だるさ、息切れや疲れやすさ**
- **暑くもないのに無性に氷が食べたくなる「氷食症」**
- **爪の中央が凹んでスプーンのような形になってしまう「スプーン爪」**

これらの症状があったとき、医者は貧血を疑うものです。健康診断で貧血を発見しても、特に女性の場合は「みんな貧血気味だから放置しても大丈夫」と考える人がいます。これは絶対にやめてください。

女性が気をつけるポイント

鉄分が不足する原因で最も多いのは出血です。女性の貧血で最も多い原因は「生理の際に出血する量が増えること」。この状態を医学用語で「過多《かた》月経」と呼びます。

- 生理のときナプキンに3cm程度の血の塊が付着している
- 1時間おきにナプキンやタンポンを交換する、または寝ている間に交換する必要があるほど出血量が多いこのような場合は**「過多月経」**に該当する可能性が高いとされています。[※28]この「過多月経」には恐ろしい原因が潜んでいる場合があります。

代表的なものが**「子宮筋腫《きんしゅ》」**です。子宮筋腫とは子宮の筋肉の中にできる腫瘍のことです。これ自体は「良性」なのでがんではないのですが、子宮を圧迫し、子宮の内側を覆う「子宮内膜《ないまく》」を広げます。

女性の生理は「子宮内膜が剝がれ落ちて出血する」というメカニズムになっています。そのため、子宮内膜が広がると、出血量が増えてしまうことがあるのです。この子宮筋腫は「エストロゲン」と呼ばれる女性ホルモンの影響を受け大きくなるので、**放置しておくと「閉経まで大きくなり続ける」**こともあります。

筋腫が小さければ「腹腔鏡《ふくくうきょう》手術」という方法で摘出でき、傷跡を小さくとどめることができます。しかし大きくなりすぎると、お腹を真ん中から切開する手術方法をとらざるを得なくなります。また手術以前に薬で筋腫を小さくできる可能性もあります。

他にも貧血には「子宮内膜症」「子宮腺筋《せんきん》症」「ポリープ」といった病気の可能性もあります。**「女性の貧血、ひどい生理には何か病気が隠れている可能性がある」**と肝に銘じておいてください。

男性の貧血は要注意!

さて、男性の場合はどうでしょうか。**男性の貧血は、ほとんどの場合「何か異常がある」**ので絶対に放置してはいけません。

男性の鉄欠乏性貧血を見つけたら、まず「胃カメラ」「大腸カメラ」を行います。男性の貧血の原因には**「胃がん」や「大腸がん」からの出血が多い**からです。がんからの出血によってじわじわヘモグロビンの数値が低下していき、健康診断のタイミングで貧血として見つかることがあります。

がんの他にも胃潰瘍《いかいよう》や十二指腸潰瘍《じゅうにしちょうかいよう》といった可能性もあり、放置してはいけません。

男女問わずヘモグロビンが10を切っていたら必ず受診しましょう。

受診する科としては、女性なら婦人科、男性なら消化器内科と覚えておいてください（男女ともに一般内科でも可）。

ヘモグロビンは重篤な病気の「危険信号」を通知する重要な指標です。必ず毎年の健康診断でチェックするようにしましょう。

PREVENTIVE MEDICINE

12

「だるい、しんどい」が続いたら？「ニセうつ」をあぶり出す3つの数値

「なんだか調子が悪い、やる気が出ない」

誰にでもこのようなときはあるでしょう。しかし、あまりに長期間続く場合は何かしらの「病気」が原因かもしれません。

まずみなさんの頭に思い浮かぶのはうつ病でしょう。まさに「やる気が出ない」「ぐったりする」「朝仕事に行けない」などの症状はうつ病の典型ではあります。

しかし精神的な原因以外に、**3つのホルモンの影響でもうつ病のような症状が出現することがあります。**

これから紹介する3つのホルモンはすべて血液検査で測定することが可能です。あまり手間がかからず検査できます。

①甲状腺ホルモン

1つ目は「甲状腺《こうじょうせん》ホルモン（FT3、FT4）」です。

「甲状腺」は、のどぼとけの下にある蝶々のような形をした臓器です。心臓や脳、胃腸の働きを活発にする、いわば「体を元気にするホルモン」を分泌しています。このホルモンの名前が「甲状腺ホルモン」です。

そして**甲状腺は体内の炎症や内服薬の影響で機能低下する**ことがあります。その際には「体を元気にするホルモン」の分泌量が低下するので、だるい、やる気が出ない、疲れやすい、眠いといった症状が出るわけです。

甲状腺の機能が低下してしまう病気としては「橋本病《はしもとびょう》（慢性甲状腺炎）」が最も有名でしょう。細菌やウイルスから体を守っている「自己抗体」が何らかのきっかけで甲状腺を「外敵」と認識して攻撃します。

そのため甲状腺から分泌されるホルモンが減るのが橋本病です。圧倒的に女性に多く、中年女性にとっては頭に入れておきたい病気です。

②副腎ホルモン

2つ目のホルモンは「副腎《ふくじん》ホルモン（コルチゾール）」です。

副腎とは、腎臓の横に備えつけられた申し訳程度の大きさの臓器です。そこから出る副腎ホルモンは、血圧や心臓の機能を維持するなど、実は人間の体にとって非常に重要な役割を果たしています。

橋本病と同じく、**自己抗体が副腎を攻撃することで「副腎不全」という状態になります。**副腎ホルモンの分泌量が減ることで、だるさ、食欲の低下、脱毛といったうつ病のような症状が出現します。複合的な要因で「仕事ができない」コンディションにまで追い込まれることもあります。そして、**「副腎不全の4人に1人が仕事を退職していた」**という論文も存在しています。[※29]

要するに、「うつ病かもしれない」と思って会社に来られなくなってしまった人の中にはこの副腎不全が隠れていた可能性もあるのです。

診断においては、血液検査で「コルチゾール」という副腎のステロイドホルモンの数値を測定します。もし低ければ副腎不全の可能性が挙がってきます。これに関連して、「副腎疲労」という言葉があります。しばしばメディア等でとり上げられますが、

実は正確な医学用語ではありません。つまり「副腎疲労の治療」は存在しません。※30
もし症状があり「副腎不全について話を聞きたい」と思っても、「副腎疲労の治療は〜」といった表現をするクリニックにかかるのは極力控えたほうがよいでしょう。

③テストステロン

3つ目のホルモンは「テストステロン」です。こちらは特に「中高年の男性」にとって関係の深いホルモンです。

テストステロンは主に精巣で作られており、「男性ホルモン」と呼ばれています。**加齢に伴い、精巣でテストステロンを製造している「ライディッヒ細胞」の数が徐々に減り、分泌量も減っていきます。**

テストステロンの分泌量が減ると、体にさまざまな変化が生じます。「男性更年期」という言葉をおそらく一度は聞いたことがあるでしょう。

男性更年期とは、「LOH症候群」という疾患の中に含まれる概念です。**テストステロンの分泌量が減り、性欲、筋肉量、やる気などの低下を引き起こす**ものです。テストステロンは別名「社会性ホルモン」といわれていて、分泌量が多いほど社会的ス

テータスを求める傾向にあるという論文が出ています。[※31]

アマゾンのツィマネという民族のテストステロンの変化を調べたところ、狩りをしているとき、また獲物を獲得したときに非常に高い値を示したという論文もあります。[※32]

社会的ステータスを求めたり、狩りに成功したりする際に高値になることからも、**「活力のある生活」をしていればテストステロンの値が高まるのかもしれません。**

いずれにしても、テストステロンが一定の値より低ければ、「ＬＯＨ症候群」と診断されます。その場合は「テストステロン補充療法」という治療を受けることもあります。

ホルモンの低下による症状はつかみどころのないものが多いです。「気のせいか」と放置したり、あるいはメンタル不調として我慢したりする人が多くいます。自分で要因を決めつけることなく、一度病院に行くことをオススメします。**甲状腺・副腎ホルモンは内分泌科、テストステロンは泌尿器科が専門**になります。

PREVENTIVE MEDICINE

13

アメリカでは「受けないほうがいい検査」日本独自の試みである脳ドックのリアル

脳ドックとは、MRIや「首への超音波検査」を使用して、脳腫瘍やくも膜下出血の原因となる脳動脈瘤《のうどうみゃくりゅう》、また脳梗塞の原因となる首の血管の狭窄《きょうさく》などがないかどうかを調べる検査です。

人間ドックの中にも組み込まれていますが、実は**脳ドックを行っているのは世界的に見ても日本だけ**なのです。

1980年代に日本の脳ドックの先駆けとなる「脳動脈瘤検診」が札幌で誕生します。以降各地で普及し、1992年に日本脳ドック学会が生まれ、その結果として人間ドックの項目としてスタンダードなものになっていきました。日本発の独自のルートで誕生した脳ドックなのですが、世界ではとり入れられる気配がまったくありません。

それどころか、アメリカでは「症状のない人」に首の血管の超音波検査を行うのはデメリットのほうが大きいと判断され、グレードDの検査（行わないほうがいいだろうという検査）になっています。[※33]

アメリカで行われていない理由

なぜアメリカでは「行わないほうがいい」という判断になっているのでしょうか？

まず、**首への超音波検査（頸動脈エコー）の主な目的は「首の血管が狭くなっていないかどうかの確認」**です。

あまりに狭くなっているようだと脳梗塞のリスクが非常に高い状態といえます。狭くなっている首の血管の内側を切除する手術（頸動脈内膜剝離術）やバイパス手術を行うことがあります。

ここで問題になるのが「偽陽性《ぎようせい》」。偽陽性とは「本当は陽性でないのに検査結果で陽性と出てしまう」ことです。頸動脈エコーの話でいえば**「本当は手術が必要なほど血管が狭くないのに、手術が必要なレベルと判定されてしまう」**わけです。

そして頸動脈エコーの検査はこの偽陽性の確率がかなり高く、偽陽性率が36・5%だったというデータも存在します。[※34]

こういったメリットとデメリットを比較した結果、グレードDという判断をアメリカ予防医学専門委員会(USPSTF)は出しているのです。

ネガティブな印象を受けるかもしれませんが、日本とアメリカの脳ドックの現状や、メリット・デメリットを理解したうえで受けるのには異論はありません。

家族に脳動脈瘤の人がいる方や、高血圧や糖尿病の方の「心配だから受けておく」という選択も否定しません。

頸動脈エコーの偽陽性の話を知っていれば、もし首の血管の手術の話が出ても医師と話し合って手術を受けるか、様子を見るか決めるという選択肢も出てくるはずです。ただ残念ながら事前説明を省略し、万人にメリットの押し売りだけをする不親切な人間ドックのクリニックもあるのが現状です。

1つはっきり言えるのは、遺伝の要素がない人、また生活習慣病がない人にとっては脳ドックは「コストパフォーマンス」のかなり悪い検査だということです。

PREVENTIVE
MEDICINE

CHAPTER 3

がんの予防・早期発見に効く新常識

最終的に2人に1人がなると言われるがん。しかしがんの中には、ワクチンや投薬で未然に防げるものもあり、早期発見に役立つ検診も存在します。過不足ない「がんの予防医学」を遂行しましょう。

PREVENTIVE MEDICINE

14

絶対知るべき基礎知識
がんは「3つ」に分けられる

40歳を越えて身近で恐ろしい存在になる病気が「がん」でしょう。

日本では、**死ぬまでに2人に1人ががんに罹患し、3人に1人ががんで死亡**するといわれています。40歳を越えると身近な人、もしくは同世代の芸能人ががんに罹患したというニュースを目にするようになります。

人間の体内では、免疫細胞が監視しており、がん細胞を発見したら退治します。しかし**加齢に伴ってこうしたバリア機能が落ちていきます。**その結果、監視の目をすり抜け、がんがどんどん増殖していくのです。

加齢による抵抗力の衰えに加えて、喫煙・飲酒といった「がんリスク」を上げる生活習慣によってがんが発生し出すのが40歳なのです。

図8　がんのメカニズム

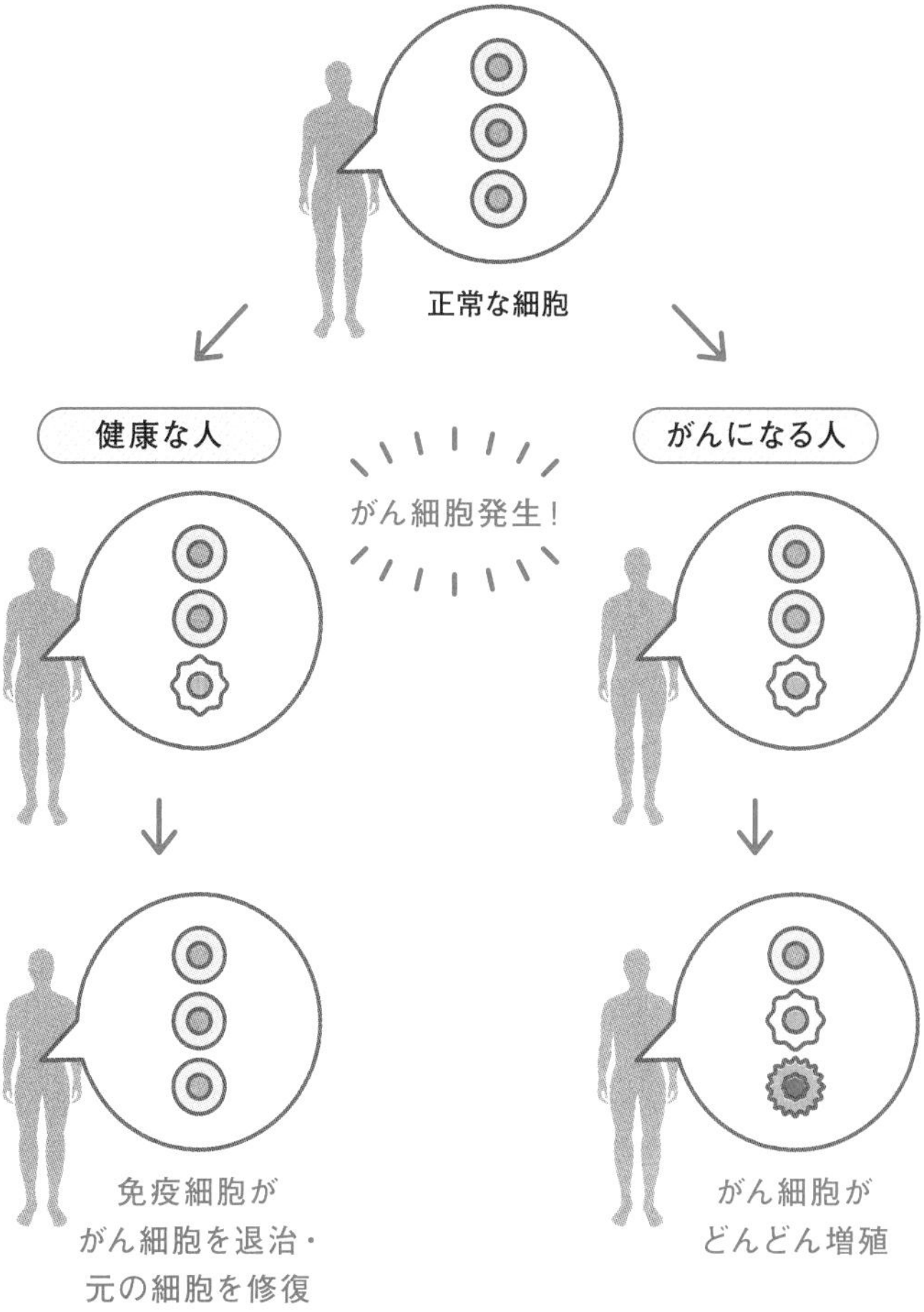
正常な細胞
健康な人
がん細胞発生！
がんになる人
免疫細胞が
がん細胞を退治・
元の細胞を修復
がん細胞が
どんどん増殖

予防医学の観点で言うと、がんは大きく3つに分けられます。

①「予防できる」がん
②「早期発見できる」がん
③「予防、早期発見の有効な手段が見つかっていない」がん

それぞれ見ていきましょう。

①「予防できる」がん

がんには検診で予防できるものが存在します。実は、日本人のがんの原因の約4分の1が菌やウイルスによる「感染症」です。胃腸炎や風邪のような一過性の症状を引き起こすものではなく、「長期間体の中に潜んでいる」タイプのものです。ある種のがんと感染症との間には一対一の結びつきがあります。代表例は下記です。

- **胃がん――ピロリ菌**
- **子宮頸がん――ヒトパピローマウイルス（HPV）**
- **肝臓がん――肝炎ウイルス**

これらの感染症は10～20年にわたって体をむしばみ続け、気づいたときにはがんを引き起こすというタチの悪い性質を持っています。ただし、**早期発見し、細菌、もしくはウイルスを退治してしまえばがんのリスクを格段に減らすことができます。**一生に1回行うだけでいい場合もあるコストパフォーマンスのいい検診もあるので、第一に「1次予防できるがん対策」を頭に入れてください。

②「早期発見できる」がん

感染症が原因のがんなら諸悪の根源を叩くことで予防できますが、それ以外のがんは「がん化」する前に退治することはできません。

しかし、がんになったとしても「早期発見」できれば、明確に死亡率が下がるがんも存在します。

これらは「がん」になる前の姿形はとらえられないものの、早期発見に有効な手段が確立されています。しかし、**早期発見に役立つ検査と役立たない検査をごちゃまぜで紹介している検診機関も少なくありません。**本書を通して「正しい知識」を身につけてください。

③「予防、早期発見の有効な手段が見つかっていない」がん

残念ながら、検診で早期発見の有効性が証明されていないがんも多く存在します。がんの「初期症状」とよく言いますが、多くは「がんに引き起こされるさまざまな症状の中で最初に出てくるもの」にすぎません。つまり、**「がんの成長過程において初期」ではなく、すでにがんが進行している場合も多い**です。

できれば検診でがんの尻尾をつかみたいのですが、「早期発見するのに有効なエビデンスはない」と言われているがんも多くあります。

こういったがんへの対策としては**「症状を知っておき、兆候があったときにすぐ病院に行けるようにしておく」**のが最も有効です。1つ1つの症状を覚えておくのは難しいかもしれませんが、自分の家族が罹患したがんや、がんに共通した症状については覚えておきましょう。そのうえで食事・生活習慣に気を配ることが最強のがん対策です。この章で紹介する有効とされている対策・検診を行うのが、がん対策のベストチョイスだと考えています。

PREVENTIVE MEDICINE

15

予防できるがん① 胃がん

原因の大半はピロリ菌。今すぐ検査を

日本人の**胃がんの死亡率はがんの中で3番目に高く、罹患者数は2番目に多い**です。[※1]昔に比べると数は減ってきてはいるものの、まだまだ身近ながんと言えるでしょう。

胃がんの初期症状は下記のとおりです。

- 胃の部分で出血が起こり、出血した血が小腸や大腸を通過する過程で変色し、「黒い便」となって排泄される
- 胃の存在する「みぞおち」に痛みが生じる
- 胃の壁の「のびちぢみ運動」がうまくできなくなり、早めに満腹感を感じる

胃がんは左の鎖骨のくぼみにあるリンパ節に転移しやすく、この部位に硬いしこりが生じた場合は胃がんがリンパ節に転移した可能性があります。これを「ウィルヒョウ転移」といいます。

胃がんの原因の大半を占めるのが「ピロリ菌」という細菌です。ピロリ菌とはミドリムシのような形をしていて、胃酸を中和する能力を持っています。そのため「胃の中で生き続けることができる」という非常に特殊な性質を持っています。

「菌ならいつか殺菌されるのでは？」と思うかもしれません。しかしピロリ菌は長期間胃に居座り続けることができるため、慢性的に胃を荒らして炎症を起こします。そして、その**炎症が胃がんにつながっていく**のです。

また「ＣａｇＡ」と呼ばれる病原性を持つタンパク質を胃に注入し、胃がんを引き起こす性質もあります。ＣａｇＡの構造はピロリ菌が生息している地域によって異なります。**「欧米型と比べると、日本に生息する『東アジア型』のほうが胃がん発症リスクが高くなる」**と東京大学の研究チームが２０１７年に発表しています[※2]。

感染経路ははっきりわかってはいませんが、昔の井戸水のような衛生環境の悪い水や食事から感染するといわれています。また食事の口移しなどによる親から子への感

健康戦略
血液、尿、臓器
がん
食事
生活習慣
メンタル
病気とのつき合い方

染の可能性も指摘されていて、小さい頃に感染して、長い間胃を荒らした結果、胃炎から胃がんになってしまう状況も想定されます。

とはいえ現代では、上下水道の衛生環境が格段に改善されています。若者の感染率は下がってきており、「今後、胃がんになる人はぐっと減る」と予想されています。

明確なエビデンスはないが、筆者は除菌推奨派

しかし、「中高年世代」にとってはまだまだ油断できません。インフラが整っていなかった時期に幼少期を過ごしていた人は特に要注意と言えるでしょう。年齢が上がれば上がるほど感染率が上昇し、**40代では5人に1人、60代ではなんと2人に1人がピロリ菌に感染**しているといわれています。[※3]

残念なことに、ピロリ菌の検査は、対策型検診（市区町村が行う公共的な検診）には含まれておらず、任意型検診（医療機関が行う人間ドック等の検診）なのです。除菌のエビデンスに関しては**「除菌をすれば胃がんのリスクが下がる可能性はあるが、まだ結論は出せない」**段階だからです。[※4] 国としても、エビデンスのはっきりしないものに莫大な予算をかけ、対策型検診にはできません。

ただ、この考えは「国」視点のもの。「個人」視点では違ってきます。

例えば、あなたの胃の中にピロリ菌の存在が確認できました。除菌の有効性を示したエビデンスはありません。しかし、ピロリ菌が胃がんのリスクを上げることは医学界でも決着がついています。さて、あなたは除菌しますか？　しませんか？

先述したように、日本のピロリ菌は欧米のものより悪質です。アジア人に限定した論文を見てみると、「健康で症状のない人たちもピロリ菌を除菌したほうが胃がんのリスクを減らす」というデータも存在します。[※5]

検査方法も簡単です。**血液検査でもわかりますし、自宅でできる尿検査の検診キットなどもあり、誰でもすぐできます。**

注意点が1つあります。「除菌をしたから胃がん検診を受けなくてＯＫ」ではありません。ピロリ菌がすみ着いていた期間に胃を荒らし、すでに「胃炎」の状態が形成されていることもあるからです。

現代の衛生環境では、新たにピロリ菌にかかるリスクは低いです。**ピロリ菌検査を一度して陰性であれば、おおむね安心していい**ということも併記しておきます。

PREVENTIVE MEDICINE

16

予防できるがん② 肝臓がん

「肝炎ウイルス検診」で一生安心

「肝臓がん＝大酒飲みのがん」というイメージが強いでしょうか。飲酒も大いに関係がありますが、このがんの最大の原因は「ウイルス」です。日本人の**肝臓がんのおよそ90％が肝炎ウイルス（B型・C型）によって引き起こされています。**[※6]

このウイルスがうつる原因は「他人との血液の交換」です。入れ墨をしたり、ピアスの穴を開けたりした際に感染することもありますが、ほとんどの原因は**「性行為」**です。

コンドームをしていればリスクを大幅に下げることができますが、オーラルセックスでも感染しますし、相手が不特定多数ならリスクはさらに高くなります。

「私は不特定多数との性行為の心当たりがないから大丈夫」と思った人もいるかもし

れません。しかし、このウイルスは「誰が感染しているかわからない」のが恐ろしいのです。

初期症状なしの恐ろしいウイルス

このウイルスに罹患しても、残念ながら**10〜20年くらいは「無症状」**なのです。知らない間に感染が広まってしまっているケースも決して珍しくありません。

このウイルスは静かに肝臓に炎症を起こしては、細胞を破壊するという作業を繰り返します。その作業が繰り返されると、脂肪肝の項目で説明した「線維化」が起こり、肝臓の大部分が「かさぶた化」してしまいます。この状態を「肝硬変」と言います。

この**肝臓の「かさぶた化」した部分にがんが発生しやすくなる**ため、肝硬変から肝臓がんへ移行するパターンが多いのです。肝硬変からの5年間の発がん率はなんと40％と報告されています。

腹痛や黄疸《おうだん》（皮膚が黄色くなること）といった症状が出る頃には肝硬変や肝臓がんの状態になっていることがほとんど。転移がなければ手術も検討できますが、その時点で転移があれば副作用のある抗がん剤を用いた治療が必要になります。治療が間に合わず緩和ケアに移行する場合もあり、本当に憎たらしいウイルスですね。肝臓が「沈黙の臓器」と呼ばれているゆえんでもあります。

一生に一度受けておけば安心！

対策としては、「肝炎ウイルス検診」をオススメします。肝炎ウイルス検診という名前ですが、「肝臓がん検診」と言ってもいいでしょう。

医療者など日常的に血液を扱う職業の人は普段から感染のリスクがあるので別ですが、多くの人にとって、肝炎ウイルス検査は「一生に一度受ければいい検査」です。

肝炎ウイルス検診は基本的には40歳から受けることができます。「若いときに罹患し、ウイルスが肝臓に潜伏し、中年になってから発症」というパターンが多いため、40歳というタイミングでの検診になっているのです。

もし陽性だったとしても、ウイルス肝炎の治療薬は現代では非常に進歩しています。特に**C型肝炎なら飲み薬だけで治療できる**のです。

検査が陰性なら非常に安心できるので、コストパフォーマンスのいい検査なのですが、残念ながら受診率はかなり低いのが現状です。

たった3割しか受けていない！

啓発活動は行われているものの、対象者の3割程度しかウイルス検査を受けていないといわれています。[※7] 残りの7割の人の中で、未診断の肝炎ウイルスが静かに肝臓をボロボロにし、とり返しのつかないことになるケースもあります。

採血するだけで手間もかからない検診です。肝炎ウイルス検診を受けないのはかなりリスキーで、もったいない選択だと思いませんか？

肝炎ウイルス検診は今の法律（健康増進法）では基本的に1回しか受けられません。「40歳になったらさっさと肝炎ウイルス検診を受けておく」、これが肝臓がん予防のベストチョイスでしょう。

この検診はお住まいの自治体や保健所で受けられます。40歳を過ぎていて、まだ検査をしていない方は早急に検診を受けることをオススメします。

PREVENTIVE MEDICINE

17

予防できるがん③ 子宮頸がん
45歳までにHPVワクチンを打つ

子宮頸がんは若者だけのがんではありません。20〜50代まで幅広い年齢層が注意しなければいけないがんです。残念ながら、今後日本で子宮頸がんの犠牲者が増加すると予想されます。

その誘因となっているのが、2013年の**「HPVワクチン接種差し控え事件」**です。HPVとは「ヒトパピローマウイルス」というウイルスの略称です。子宮頸がんのおよそ95%はこのHPVが原因とされており、**ワクチンが非常に有効な予防方法**になってきます。

また**HPVは咽頭《いんとう》がんや陰茎《いんけい》がんの原因になる**こともあり、アメリカやイギリスでは男性にもワクチン接種が推奨されています（私も接種しています）。

ＨＰＶワクチンの接種で**子宮頸がんの発症リスクが大幅に軽減、そしてＨＰＶに関連したがんの発症を抑えるなど明らかな有効性が世界的に示されています。**[※8、9] 日本でも２０１３年の４月に満を持して定期接種がスタートしました。

しかし、ここで大きな問題が生じます。「接種後の中学生に、歩行困難・けいれんといったワクチンの副作用と思われる症状が出現した」というニュースが大々的に報じられたのです。中学生の女の子がけいれんする様子を録画したセンセーショナルな映像がテレビで流され、ＨＰＶワクチンへのネガティブな印象が世間に植え付けられてしまいました。

その結果、厚生労働省は「今後はワクチン接種を積極的には推奨しない」という声明を発表。**70％だった定期接種率が0・6％と極端に低下**し、現在に至ります。

先進国で接種していないのは日本だけ

先進国の中でＨＰＶ予防接種が普及していない国は例がなく、「打って当たり前のもの」と認識されています。２０１５年にはＷＨＯから日本は名指しで批判されました。「ＨＰＶワクチンが普及していけば、世界から子宮頸がんを根絶できると見込まれている。その足を引っ張るな」という世界からの意思表示でしょう。
世界では92か国で定期接種が行われていますし、現にオーストラリアでは2028年までに新しい子宮頸がんの患者がいなくなる、というシミュレーションも出ています。[※10]

「けいれん」とワクチンには因果関係なし

名古屋市立大学医学研究科、公衆衛生学分野の鈴木貞夫《さだお》教授が3万人のデータを解析したところ、**ワクチン接種と当時話題になった「けいれん」などの症状の間に因果関係はなかった**と証明されました。[※11]

新型コロナウイルスワクチンの「副反応報道」でも見受けられましたが、一部の声をメディアが大きくとり上げることで、正確な全体像が把握しにくくなります。

例えば、逆に**ワクチンを打たずに子宮頸がんに罹患した末期患者**さんがいたとします。性器からの出血が止まらず、輸血を繰り返し、両親に見守られながらこの世を去ってしまう。病院では珍しくありません。どの側面を切りとるかで見え方が変わってくるからこそ、データにもとづいた冷静な判断が必要なのです。

女性が1万人いたら、そのうち子宮頸がんになる割合は132人。それに対し、予防接種の有害事象が出現する割合は5人と大きな開きがあります。[※12]

子宮頸がんになれば、ほとんどの場合子宮を摘出しなければいけません。命を落とすこともあります。しかし有害事象であれば回復するケースが大半です。HPVワクチンの有効性を認識してもらえるのではないでしょうか。論点をまとめると、

①「予防接種を受けなければよかった（ワクチン接種後に症状が出現した）人」より、「予防接種を受けておけばよかった（ワクチンを打たずに子宮頸がんに罹患してしまった）人」のほうが多い
②予防接種後に起きた出来事とワクチンとの因果関係は証明されていない
③世界では「HPVワクチンが普及すれば子宮頸がんの根絶ができる」見込みがたっている

私はこの3点からHPVワクチンの接種を勧めています。先述したように「推奨」はされていないものの、定期接種自体は行われています（現在の定期接種は小学6年

生から高校1年生のみ)。2万~3万円と高額ですが、自費接種も可能です。

この**HPVワクチンの効能は45歳までは証明**されています。個々の性に関するライフスタイルに合わせて、新しいパートナーができたときなどは、定期接種期間を過ぎたとしても、40代前半までは接種を検討してもよいでしょう。

検診も受けて、さらに対策!

そしてワクチンを接種した人はもちろんなのですが、特にその期間にワクチンを打てなかった人は「子宮頸がん検診」を受けるようにしましょう。アメリカ予防医学専門委員会では5年ごとの**「細胞診《さいぼうしん》」**と**「HPV検診」**が推奨されています[※13]。

細胞診とは、子宮の入口である「子宮頸部」をブラシでさっとこすって細胞を採取し、顕微鏡で異常な細胞が存在しないかどうか確認する検査です。またHPV検診はその名の通り、子宮頸がんの原因となるタイプのHPVが存在しないかを確認するものです。子宮頸がんは別名「マザー・キラー」と呼ばれており母親世代・中年世代の女性にとって絶対に警戒しなければならない病気です。正しい情報をもとに、正しい子宮頸がん予防を行ってください。

PREVENTIVE MEDICINE

18

早期発見できるがん① 胃がん

胃カメラをオススメする2つの理由

胃がんの早期発見に欠かせないのが「バリウム検査」です。「バリウム」とは造影剤の一種です。レントゲンやCTを撮影するとき、コントラストをくっきりさせるために使います。

実際の検査ではバリウムを飲み、台の上で回転させられ、その中でレントゲンを撮影していきます。このバリウム検査は「対策型検診」として公費で賄われているにもかかわらず、**受診率は1～2割と非常に低い**のです。

原因としては「バリウムの味が独特で飲みにくい」「気持ち悪くなる」などがあります。また「医者は絶対にバリウム検査を受けない」「バリウム検査は危険だ」という噂も耳にします。

まずバリウム検査に関しては、日本で行われた複数の研究結果からは、**受診することで男女ともに死亡率が下がったという結果になっており、有効性は証明**されています[※14]。

確かにバリウムが腸に詰まってしまう「腸閉塞」、腸に穴が開く「腸管穿孔《せんこう》」というリスクも存在します。しかし、入院が必要となるレベルの合併症が起こった人は10万人中0・18人、**割合にすると0・00018%**にすぎません[※15]。

この割合を考えれば、バリウム検査は有効性が証明されていて、かつ合併症も少ない素晴らしい検査だと言えるでしょう。

一方でバリウム検査とは別に、「胃カメラを受ける」という胃がん検診の選択肢も存在します。胃カメラも2014年から対策型検診に追加されましたので、非常に受けやすくなりました。この胃カメラも死亡率減少を示すデータが出ており、オススメできる検査です[※16、17]。

バリウム検査と胃カメラの違いは？

次に両者の特徴と違いについてです。まず、**胃カメラは「早期胃がん」の発見に適**

しているといわれています。カメラで胃の壁を内側から直接目視するので、バリウム検査で見落としがちな腫瘍や、でっぱりを発見できる場合があります。

ただ一方で、**「スキルス胃がん」に関してはバリウム検査のほうが発見に適している**とも考えられます。スキルス胃がんとは、胃の壁全体にしみ込んでいくように病巣を拡大していくがんで、明らかに壁がでっぱったり、膨らんだりすることが少なく、カメラで内側から見ても変化がわからないことが多く、早期発見しにくいものです。

しかし**バリウム検査だと全体の胃の形を俯瞰して観察できる**ので、スキルス胃がんの発見につながる場合があります。

バリウム検査は外から全体を俯瞰する検査である一方、胃カメラは内側から局所の早期がんを見つけやすい検査であり、お互いに違った利点があるわけです。

胃カメラのほうがオススメの理由

2つの検査を紹介しましたが、もし「どちらかを選べ」と言われたら、個人的には「胃カメラ」をオススメします。

バリウム検査には「レントゲンを読影する医師に結果が左右されやすい」という課

題があります。あまり見慣れていない医師が読影することもあります。病変があっても見逃されてしまうリスクが存在します。

一方、胃カメラは「消化器内科」という胃の専門の医師が行うことがほとんどです。「胃カメラができる医師≒胃の粘膜の病変を確認する能力がある医師」なので、胃カメラのほうが安心感は上です。

そして胃カメラであれば、咽頭や食道の部分を含めて目視で表面を確認できます。**咽頭がん、食道がんの早期発見に役立つケースもあります。**現在は鼻から挿入できる胃カメラもあり、苦痛の面も安心です。鎮静剤を使用すれば、ほぼ眠った状態で検査を受けることもできます。とはいえ、この意見は個人的なものですし、あくまで「強いて言えば」です。

「医者はバリウム検査を絶対に受けない」という通説は極論です。私の知る限りでもバリウム検査を受ける人、胃カメラを受ける人がそれぞれ存在します。

バリウム検査も胃カメラ検査も優れた検査方法ですので、どちらでもいいのでしっかり定期的に受けるようにしてください（バリウム検査は「40歳以上に毎年」、胃カメラ検査は「50歳以上に2年に1回」、対策型検診として受診可能です）。

PREVENTIVE MEDICINE

19

早期発見できるがん② 大腸がん
大腸カメラは「10年に1回」を目安に

大腸がんは、日本人にはトップクラスの死亡者数の多いがんです。日本人のすべてのがんの中で、**大腸がんの死亡者数は男性3位、女性1位、全体で2位**です。※18

原因としては、**「食事の欧米化」が大きい**といわれています。衛生環境の改善でピロリ菌の感染者が少なくなり胃がんが減っている一方で、食生活の多様化により大腸がんは急増しているのです。

大腸がんの具体的な症状としては次のようなものがあります。

●大腸の通り道をがんがふさいでしまい、深刻な便秘になる
●出血により便が赤みがかった状態で排泄される（「鮮血便」と呼びます）

●出血のせいで貧血になり、めまい・ふらつきが起こる

大腸がんの予防法としては、「便潜血検査《べんせんけつ》」が最も有効です。**大腸にがんができると、見た目ではわからない程度の血液が便に混じります。**便潜血検査の目的はこのサインを早めにとらえることにあります。

便潜血検査を行うことで大腸がんの死亡率が20％程度低下したというエビデンスもあります。[※19]アメリカ予防医学専門委員会でも50歳からの便潜血検査についてはグレードA（強く推奨する検査）になっていますが、このAの承認が下りている検査は非常に貴重です。

手順も便を提出するだけで非常に簡単です。副作用の心配もなく、とてもオススメの検診です。

しかし残念なことに、国民生活基礎調査（平成28年度）では、便潜血検査の受診率は41・4％。なんと**約60％もの人が便潜血検査を行っていません。**これだけ効果が証明されている検診を受けないのは本当にもったいないです。

がん検診を日本人より積極的に受ける傾向のあるアメリカでは、大腸がんの罹患者

数、死亡者数が日本より少ないというデータが出ています。[※20]

アメリカの人口は日本の約2・5倍と多いにもかかわらず、「アメリカより日本のほうが死亡者数が多い」のです。まだ受けていない人は便潜血検査を受けましょう。自宅でできる便潜血キットもあるのでご検討ください。

大腸カメラは痛い？　大丈夫？

大腸内視鏡《ないしきょう》検査（以下、大腸カメラ）という選択肢もあります。大腸カメラは大腸の中を直接カメラで確認する検査なので、便潜血検査より情報量が多いです。

「痛み」に関して心配する人が多いですが、安心してください。**大腸の内側の壁には痛覚が走っていません。**ポリープの切除を含めて、ほとんどの場合痛みを感じることはないのです。ただ、「大腸のしっぽ」にあたる虫垂《ちゅうすい》に炎症が起きる「虫垂炎（盲腸）」の経験があると、少し話が変わってきます。大腸の壁が隣の小腸などに癒着することがあり、その場合はカメラを通過させるのが難しく、痛みを感じることもあります。

ただそうした場合は**「鎮静剤」を使って、痛みを感じずに検査を受けることもでき**

図9　ポリープとは？　悪性と良性って？

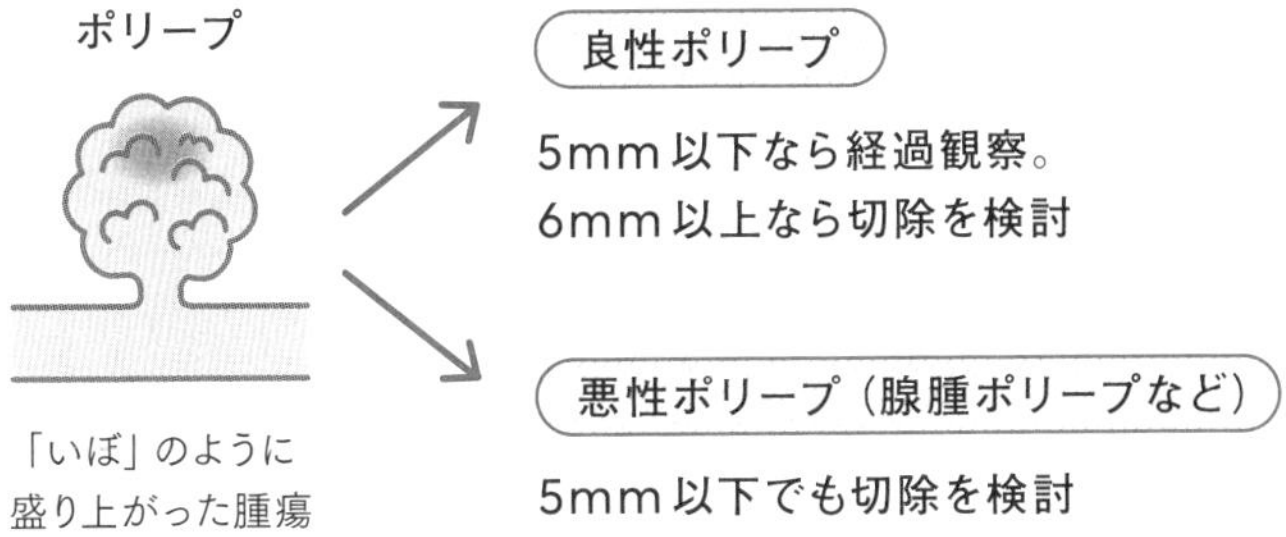
ポリープ
「いぼ」のように
盛り上がった腫瘍
良性ポリープ
5mm以下なら経過観察。
6mm以上なら切除を検討
悪性ポリープ（腺腫ポリープなど）
5mm以下でも切除を検討

※基準・目安であり、内視鏡医によって判断が分かれます

ます。過度に不安になる必要はないでしょう。大腸カメラ用のお尻の部分に穴が開いた検査着もあるので、下半身を出す必要もありません。

注意点としては、事前の準備がやや大変ということ。前日から下剤を内服し、当日も水分を朝から2ℓくらい飲んで腸を空っぽにする必要があります。それでも腫瘍が見つかればそのまま組織を採取でき、大腸がんの予防につながる場合があります。

ポリープとは、単純に盛り上がって「いぼ」のように突出している腫瘍を指し、そのすべてががんというわけではありません。

しかし、大腸ポリープには良性から悪性までさまざまな種類があります。基本的には

「良性ポリープが悪性ポリープに変化する」ことはありません。

ポリープが見つかったら、必ず確認！

良性のポリープであれば放っておいていい場合もあるのですが、しかし悪性のポリープ、特に**腺腫《せんしゅ》ポリープは「大腸がんの前段階」**と言われていて、疑わしいものを発見したらがん化する前に切除したほうが、大腸がんの予防につながることが多いです。

腺腫ポリープは「大腸がんができやすい体質」だから出現するものです。「切除したから一件落着」ではなく、むしろ**「自分の腸は大腸がんのリスクが高い」**と気づかせてくれるサインなのです。

健康診断などでは、ポリープの種類まで伝えられない場合もあります。「ポリープが見つかった」と言われた場合は、自分の体質を把握するためにも必ず検査した医師に**「大腸がんのリスクを上げるポリープなのかどうか」確認**しておきましょう。

そしてこういった話をすると、もしかしたら「毎年大腸カメラを受けなければならない」と思い込んでしまう人もいるかもしれません。

健康戦略
血液、尿、臓器
がん
食事
生活習慣
メンタル
病気とのつき合い方

世界基準で考えても、毎年大腸カメラを受けたほうがいいという指針を掲げている国はありません。費用や下剤などの苦労を考えると、**リスクが特にない人は毎年行うのは便潜血検査のみで十分**でしょう。

「ではどのくらいの頻度で受けたらいいのか？」と思われるでしょうが、アメリカ予防医学専門委員会では、**大腸カメラは「10年以内に1回」**を推奨しています。[※21]

大腸カメラが苦手な人も、10年に1回くらいならがんばれるのではないでしょうか。腺腫ポリープが確認されたり、家族に大腸がんの人がいたりする、などリスクの高い人は別ですが、一般的には「毎年便潜血検査のチェック」「10年以内に1回は大腸カメラを受ける」という方法が大腸がん検診の現段階でのベストチョイスです。

PREVENTIVE MEDICINE

20

早期発見できるがん③　乳がん
高濃度乳房に要注意！

乳がんは日本人女性のがん罹患者数1位です。しかし乳がん検診の受診率はいまだ4割程度。[※22]なぜここまで受診率が低いのでしょうか？

乳がん検診の王道は「マンモグラフィ」です。マンモグラフィとは乳房専用のレントゲンで、さまざまな角度から乳房を撮影して乳がんの有無を確認する検査です。

マンモグラフィによって死亡率が20%程度下がったという結果も出ています。[※23]はっきりしたエビデンスのもと、国からの対策型検診としても推奨されているので、最優先でぜひ受けてほしい検査です。アメリカ予防医学専門委員会では50歳からの検査を推奨していますが、**日本では臨床データをもとに40歳から**となっています。ただ、「マンモグラフィは痛い」といった意見も一部で聞かれます。

ネガティブなイメージが受診率を下げている側面もあるのでしょう。検査の方法としては乳房を専用の板で圧迫し、乳腺《にゅうせん》を薄く広げて撮影しますが、痛みが出ないように設計されています。

それでも痛みを感じる場合は、技師に圧迫を緩めるよう伝えれば、挟み方の角度の調整により改善できる場合もあります。

また「被ばくが心配」と訴える人もいますが、乳房の撮影のみですし、レントゲンの被ばく量はCTと比較するとかなり少ないので、体への影響は心配ありません。

マンモグラフィの弱点とは？

ただし、マンモグラフィには大きな弱点があります。

それは**「高濃度乳房」のときには真価が発揮できない**という点です。

乳房の組織は大きく分けて「脂肪」と「乳腺」で構成されています。バランスとしては、脂肪の割合が多い人から乳腺の割合が多い人までさまざまです。乳腺の割合が一定より多い人の乳房が「高濃度乳房」です。

この場合、乳がんも乳腺もマンモグラフィでは「白く」写るのです。そのため腫瘍が乳腺と同化してしまうので境界がはっきりせず、乳がんを発見しにくいのです。

しかもアジア人は欧米人より高濃度乳房の割合が高く、全体の10％程度ともいわれています。また、そもそも**高濃度乳房の存在自体が乳がんのリスクを上げる**というエビデンスも出ています。[※24]

日本人を対象とした研究でも、高濃度乳房の人はそうでない人と比較して、乳がんのリスクが約3倍高いという結果が出ています。[※25]

ただ残念ながら、**「高濃度乳房なのかどうか」は検診で患者さんに伝えられないこともあります。**高濃度乳房は病気や異常と「定義されていない」から、伝えるものではないという理屈なのですが……。病気ではないものの、乳がんのリスクが上がるのは明白なので、知っておくべき情報だと個人的には感じています。

検診結果に明示されないところもあるので、ぜひ技師に自分の乳房の状態を確認することをオススメします。

高濃度乳房でマンモグラフィの真価を発揮できない場合は**「乳房の超音波検査」（以下、乳房エコー）も追加で行っておきましょう。**高濃度乳房の影響を受けにくい検査です。

乳房エコーも胃がんのピロリ菌と同様「まだはっきり死亡率を下げたエビデンスがない」ため対策型検診には含まれておらず、「任意型検診」の扱いになっています。ただ、約7万3000人の日本人女性のデータを対象にした研究では、早期乳がんの検出率を上げたという報告も出てきています。[※26]

全員が行うべきとは思いませんが、個人的には**「高濃度乳房」のリスクが高い人こそ、現段階では乳房エコーも追加して行う**ほうがいいのではと考えています。

遺伝に要注意！

最後に、乳がんは遺伝の要素が非常に強いがんです。

「BRCA1、BRCA2」という遺伝子に変異が起きていると乳がん、そして卵巣がんのリスクが上がります。[※27]

2013年に女優のアンジェリーナ・ジョリーさんが自身の乳房を切除する手術を受けたことが話題になりました。彼女もこの「BRCA1」の遺伝子変異が起きていて、乳がんのリスクが非常に高いため、乳房を切除してリスクを下げる選択をしたのです。日本でも2020年から**一部の遺伝子変異がある人の乳房切除は保険適用**となっています。

乳房切除を行うかどうかは見た目の問題など、個人の価値観にかなり左右されますが、**母や祖母が乳がんの方は一段階も二段階もギアを上げて警戒してください。**

基本的には40歳を越えたら2年に1回のマンモグラフィ検診を受けて、もし「高濃度乳房」という指摘があった場合は乳房エコーの検査を検討するのが乳がん検診のベストチョイスでしょう。

PREVENTIVE MEDICINE

21

早期発見できるがん④ 肺がん
死亡率1位のがんに効く「低線量CT」

2019年のがん統計では、**死亡率1位のがんは肺がん**です（男女計）。主な症状は次のとおりです。

- 咳が激しく出たり、肺がんが気管支を傷つけ血の混じった痰が出る
- 気管支の通り道をがんが狭くしてしまい、喘息のような「ピーピー」という音が呼吸をするときに生じるようになる

原因の大多数は喫煙もしくは受動喫煙です。**一番の予防は「禁煙」「喫煙者の近くに行かない」**になります。しかし喫煙者も「たばこは体によくない」のはわかりきっ

ています。「禁煙できたら苦労しない」が本音でしょう（禁煙対策は２４１ページで説明します）。

ここでは禁煙以外の「肺がんの予防医学」についても紹介していきます。

日本で推奨されている肺がん検診は「胸部レントゲン」です。毎年健康診断でほとんどの人が胸のレントゲンを撮影するでしょう。

しかし、実はアメリカではレントゲンの検査で肺がんの死亡率が低下したというデータはありません。[※28] 現にアメリカ予防医学専門委員会では胸部レントゲンの検診は推奨していません。

また、痰を出してもらい、その中に肺がんの組織がないかどうかを調べる「喀痰《かくたん》検診」もありますが、海外では死亡率を下げるデータがありません。そもそも検診のタイミングでうまく痰が出せず、ほぼ唾液の検体になってしまうことも多いです。

日本では結核の予防のために年に1回の胸のレントゲン検査を実施することが一般化しています。そのうえで**日本独自の研究結果から「胸部レントゲン検査を行い、肺がんリスクの高い人は追加での喀痰検査」が推奨**されています。[※29] たばこを吸わない人であれば、胸のレントゲン検査だけで十分でしょう。

現在、ヘビースモーカーにとっての肺がん検診として注目されているのが「低線量CT」です。ちなみにヘビースモーカーの定義は「1日1箱の喫煙を30年間続けてきた人」が目安になります。

低線量CTがオススメ！

55歳を越えた人を対象にした臨床試験では、**「低線量CTを受けた人と胸部のレントゲンだけを受けていた人を比較した結果、前者の肺がんによる死亡率が約20％も低下した」**という結果が出ています。※30 胸のレントゲンだけでは発見できない肺がんを低線量CTで細かく確認し、拾うことができるのです。

またたばこを吸わない人や、本数の少ない人への低線量CTの有効性については日本で「JECS研究」という調査が進んでいます。有効性が証明されれば低線量CTがさらに広く普及し、肺がんの犠牲者を減らせるかもしれません。

「どうしてもたばこをやめられない」という人は、せめて低線量CTで肺がんの有無を確認しましょう。低線量CTは肺がんCT認定施設で受けることができます。

施設リスト　https://www.ct-kensin-nintei.jp/list/sisetsu/index.html

腹部エコーを受けたほうがいい理由

もう1つ、ヘビースモーカーの高齢者に受けておいてほしい検診が「腹部超音波検査」（以下：腹部エコー）です。あまり知られていませんが、高齢の喫煙者に起こりやすい病気があります。

それは「腹部大動脈瘤」です。体の真ん中を走っている、最も太い大動脈という血管の一部分が風船のように膨らんでしまい「コブ」ができます。

たばこによる動脈硬化の影響で、コブができやすくなるといわれています。コブが大きくなるにつれて便秘や腰の痛みが起こり、もし破裂すると大量出血して死に至ることもある恐ろしい病気です。

この腹部大動脈瘤は、早期発見できれば手術で血管を修復できます。**腹部エコーの検査でお腹の表面から超音波を当て、膨らんだ大動脈を浮き彫りにして早期発見**につなげられるケースがあるのです。そもそも65歳を越えた男性がかかりやすい病気なので、たばこを吸っていなくても、腹部エコーは高齢の男性に受けてほしい検査です。

高齢×男性×喫煙者はトリプルリスクになりますので、特にオススメします。

PREVENTIVE MEDICINE
22
早期発見できるがん⑤ 前立腺がん
絶対知るべきPSA検査の弊害

前立腺がんは日本で急増しており、**男性のがんの罹患者数1位**です。今後も増えていくことが予想されています。前立腺がんの主な症状は次のとおりです。

- 前立腺がんが膀胱《ぼうこう》や尿道を刺激してしまい「頻尿」になる
- おしっこの通り道である「尿道」をふさいでしまい、おしっこが出なくなる
- 背骨の「腰椎《ようつい》」という場所に転移しやすく、転移が起こると強烈な腰の痛みを感じる

高齢の男性にとても多い病気である「前立腺肥大」と「前立腺がん」は症状だけで

は区別できません。症状があっても「年のせい？」と様子を見てしまう人も多いです。

前立腺がんが急増している原因としては、食生活の欧米化もありますが、最も関連があるのが「ＰＳＡ検査の普及」です。

ＰＳＡ検査とは？

ＰＳＡとは前立腺で分泌されるタンパク質のことです。前立腺にがんができると、このＰＳＡの数値が上昇するため、早期発見のスクリーニングとして測定されます。

このＰＳＡ検査が１９９０年代に急速に普及し、前立腺がんの診断数が急激に増加しました。つまり**前立腺がんに「なる」数が増えたというより、「発見される」数が増えた**というわけです。

一見よいことのように思えますが、そう単純ではありません。まず大前提として、アメリカ予防医学専門委員会は「ＰＳＡ検査はメリット・デメリットを知ったうえで、個人の選択に委ねる」というはっきりしない姿勢をとっています。[※31]

日本の厚生労働省は「推奨しない」という指針を出しています。[※32] しかし一方で、**日本泌尿器科学会は「ＰＳＡ検査は絶対に行ったほうがいい」**と主張しており、意見が真っ二つに分かれてしまっているのです。

ＰＳＡ検査についてのエビデンスは、まだ決着がついていません。41万人の男性を対象に行われたイギリスの研究[※33]や「ＰＬＣＯ試験[※34]」という研究ではＰＳＡ検査の有効性は証明できませんでした。

一方、「ＥＲＳＰＣ試験[※35]」という18万人を対象としたヨーロッパの研究データでは、死亡率を下げたという結果も出ています。ＰＳＡの問題は日本だけでなく世界的に大激論が行われています。

しかし、なぜ発見数が増えているにもかかわらず、死亡率が下がらないデータが存在するのでしょうか？

がんを見つけないほうがよかった？

1つには、前立腺がんの「進行の遅さ」が関係しているといわれています。前立腺がんは早期の段階だと、手術などの治療をせず、ＰＳＡの数値を観察し続け、定期的に組織を採取するという選択肢があります（ＰＳＡ監視療法）。

進行が遅いので「監視する」という選択肢もある珍しいがんです。進行が遅いがゆえに、死ぬまで悪さをせずだらだら体で過ごすパターンもあります。

こうした「死因とは関係ないが解剖してみたらたまたま見つかったがん」のことを「ラテントがん」と呼びます。**遺体の解剖をしたら80歳以上の遺体のなんと約60％にラテントがんが存在した**という報告もあります。※36

となると「知らなくてもよかったがんの存在を知ってしまう」ケースもあるため、「PSA検査」を行うことで幸福度を下げてしまうおそれもあります。

しかしこの話は「結果論」でしか語れないのが難しいところで、**前立腺がんが転移して命を落とす場合もあります。**楽観視できるわけでもありません。

PSA値はがん以外でも上がる

またPSA値はがんだけでなく、「前立腺肥大」や「炎症」でも上がることがあります。精密検査をしても前立腺がんではなかった、という「空振り＝偽陽性」のケースが比較的多いことも問題視されています。

現段階では明確に「PSA検査が有益だ」という決着がついていません。ただし、比較的最近導入された検査なので、今後長期的な研究で効果が証明される可能性はあります。

またアメリカ予防医学専門委員会からは**「PSA検査が少なくなってから、がんが転移してから見つかるケースが増えた」**というネガティブな報告もあります。こういった事情からも日本泌尿器科学会は「PSA検査」を推奨しているのです。現段階でのPSA検査の結論としては、次のようになります。

①前立腺がんを「発見」するには確実に役に立つ検査
②ただし寿命を延ばす影響があるかどうかは確定的な根拠はない
③比較的新しい検査なので、今後の研究で判断が変わるかも

PSA検査を受けるべき人は？

PSA検査は「過渡期」の段階にあり、議論にはっきり決着がつくのはもう少し先になりそうです。現時点では、「メリットとデメリットを並べて比較して、自分で決める」しかありません。

例えば、「前立腺がんの家系なのでリスクが高いから、定期的に確認しておきた

い！」という人はＰＳＡ検査を受けるほうがいいでしょう。一方で、「がんが見つかったら絶対に心を病んでしまう。有効性が証明されていないのも不安」という人は検査を受けないほうがいいかもしれません。

個人的には、**家系に前立腺がんの人がいる場合は、がんのリスクが上がるのでPSAで確認したほうがいい**と考えます。

今後もし「ＰＳＡ検査が死亡率を下げる」と有効性がはっきり証明されれば状況は変わってきます。いつの日か、すっきり皆さんにＰＳＡ検査を勧められる日が来るのを心より願っています。

PREVENTIVE MEDICINE

23

予防／早期発見できないがん① すい臓がん
最も恐ろしいがんの「3つの初期症状」

最も恐ろしいがんと言っても過言ではないのが「すい臓がん」です。

すい臓はちょうど体の中心に位置しているおたまじゃくし形の臓器です。食べ物を消化するために「すい液」という液体を分泌したり、血糖値を下げるインスリンと呼ばれるホルモンを作ったりしています。

なぜ「すい臓がん」が恐れられているか。それは、**「なかなか症状が出ず、症状が出る頃にはもう手遅れとなる場合が多いから」**です。症状がなかなか出ないゆえに、すい臓は「沈黙の臓器」と呼ばれることもあります。

すい臓がんを見つける有効な方法があればいいのですが、現段階では「大規模なデータとして明らかに有効」とされる検診方法は存在しません。アメリカ予防医学専

門委員会でも、すい臓のがん検診はグレードD（受けないほうがいい検診）という判定を下されてしまっています。[※37]

発見が遅れるのが多いこととも相まって、5年生存率と呼ばれる**「がんと診断されてから5年間の生存率」はがんの中でも8・9%と最も低い**です。[※38、39]

星野仙一《せんいち》さんや、井筒《いづつ》親方（元関脇、逆鉾《さかほこ》）、九重《ここのえ》親方（元横綱、千代《ちよ》の富士《ふじ》）といった屈強な著名人たちもすい臓がんの犠牲になりました。有効な早期発見法がないすい臓がんに対して、人類は果たしてどのように戦えばいいのでしょうか？

警戒すべき3症状

まず、「すい臓がんが引き起こす症状」を覚えておきましょう。

「心当たりのない血糖値の急上昇」はすい臓がんの可能性があります。前述したようにすい臓はインスリンを製造する「工場」の役割があるのですが、この工場にがんができると、インスリンの分泌量が急低下することがあります。すると、血糖値のコントロールができなくなり、ＨｂＡ１ｃの値が急に悪くなったりします。

糖尿病を発症した人はすい臓がんのリスクが2倍になるという論文も存在します。[※40]

リスクという観点からも血糖値を定期的に測定するのが重要といえるでしょう。食生活が乱れていたりすれば別ですが、規則正しい生活をしていたのに急に健康診断のHbA1cの結果が悪くなってしまった場合はすい臓がんを思い出してください。

2つ目の症状は**「お腹や背中の痛み」**です。

すい臓は存在する場所から「後腹膜臓器《こうふくまくぞうき》」に分類されます。

臓器の大半は「腹膜」に覆われていることが多いのですが、すい臓は腹膜より後ろ（背中側）に存在するので、腎臓や尿管とまとめて「後腹膜臓器」と呼ばれています。この後腹膜臓器に異常が生じると、背中に痛みを感じます。

例えば、尿管結石や腎臓の炎症でも背中の下（腰）のあたりに痛みが出ることが多いです。一方、すい臓がんの場合はどうでしょうか。すい臓の内部の「すい管」という通路が詰まり、「急性すい炎」という炎症が起き、背中が痛くなることがあります。お腹や背中が繰り返し痛む場合は病院に行くようにしてください。

3つ目の症状は、全身が黄色くなったり、かゆくなったりする**「黄疸」**です。すい臓がんができると、すい臓を通過する「胆管《たんかん》」という管が封鎖されてしまい、胆管を流れている「胆汁《たんじゅう》」が全身に逆流することがあります。その結果、「黄疸」が引き起こされます。
未来のあなたを助けるかもしれません。すい臓がんの特徴的な症状はぜひ覚えておいてください。

早期発見プロジェクトが行われている

早期発見に関して、世界的に証明された方法はないと前述しましたが、実は日本の広島県尾道市《おのみち》で「尾道プロジェクト」というすい臓がんの犠牲者を減らすための研究が進んでいます。[※41]

尾道市の病院がタッグを組んで行っているもので、まず開業医など小さな病院でリスクのある人に「お腹の超音波検査」を行い、その中ですい臓がんの可能性がある人をピックアップして大きな病院へ紹介します。

そして大きな病院では、胃カメラを使用してすい臓の組織を採取して診断します。

このように効率的にすい臓がんの早期発見をしようというプロジェクトです。

プロジェクト開始後、**3・1%だった生存率が16・2%に上昇する**など、効果が期待できる可能性が示唆されています。ただ、過剰診断のデメリットなどが存在するので全国への導入は慎重に検討したほうがいいでしょう。日本発のプロジェクトの有効性がはっきり証明されることを期待します。

すい臓がん予防に関して、日常生活でできることはなんでしょうか？

すい臓がんのリスクとなる要素は「肥満・糖尿病・喫煙・過度な飲酒」です。 月並みですが、「肥満や糖尿病をコントロールする」「たばこをやめる」「お酒を飲みすぎない」などが重要になってきます。

PREVENTIVE MEDICINE

24

予防／早期発見できないがん② 食道がん・咽頭がん

耳、のど、胸の初期症状に注意！

日本では食道がんや咽頭がんの数はそれほど多くなく、がんの罹患者数を見ても、トップ5には入りません。[※42]

その一方で、「芸能人が食道がんや咽頭がんに罹患した」というニュースを見聞きしたことはありませんか。食道がんはやしきたかじんさん、喉頭がんは立川談志さんが闘病の末、お亡くなりになっています。

食道がん・咽頭がんのリスクはともに「飲酒・喫煙」です。

日本人を対象にした研究でも、例えば咽頭がんの中でも「下咽頭がん」というがんは、たばこを吸う男性でなんと13倍もリスクが上がったというデータがあり、過度な飲酒とかけ合わせるとさらにリスクが上がっています。[※43]

残念ながら、食道がん・咽頭がんに有効とされている検診は存在しませんので、初期症状が出たらすぐ病院に行く必要があります。

食道がんに関しては、食道の内部にがんが出現し、そこに食べ物が接触すると、**胸の奥が「しみる」ような感じがしたり、ちくちくしたりします。**

さらに、ある程度食道がんが大きくなってくると、食べ物が簡単に食道を通過できなくなり**「食べ物がつかえる」**症状が出ることもあります。

また、声を出すのに必要な声帯に作用する「反回神経《はんかい》」という神経にがんが転移すると、声がかすれることがあります。

のどや耳の「つまり」に注意!

次は咽頭がんです。ちなみに咽頭とは、一般には「のど」といわれる部分のことで、空気の通り道であると同時に食べ物の通り道でもあります。

咽頭の上のあたりに、のどと耳をつなぐ「耳管」という管があり、ここにがんができると**耳がつまった感じ**になります。

また、声帯に直接がんができると**声がかすれてしまいます。**咽頭がんの半数以上は声帯の一部分である声門にできると言われており、この症状は要注意です。

咽頭がんが大きくなると、食べ物が通りにくくなり、肺への通り道である「気管」を塞いでしまい呼吸がしにくくなります。

このような症状が出現したらすぐ病院に行きましょう。食道がんの専門家は「消化器内科・外科」、咽頭がんの専門科は「耳鼻咽喉科」ですが、一般的な内科でもかまいません。

胃カメラで見つかることも？

有効な検診はないとお伝えしましたが、「胃カメラ」で咽頭や食道を観察するときにがんが見つかるケースもあります。リスクが高いと感じる人は、胃がん検診はバリウムよりも胃カメラを選択したほうがいいかもしれません。

咽頭がんの中でも「中咽頭がん」に関しては、オーラルセックスなどによって、HPVの「口腔内感染」によりがんになることもあるので、**HPVの予防接種を行っておきましょう。**

PREVENTIVE MEDICINE

25

予防／早期発見できないがん③ 膀胱がん

おしっこの「違和感」に気をつけて！

1989年、松田優作さんは延命治療を拒み、腰部へ転移した膀胱がんの痛みに耐えながら映画『ブラック・レイン』の撮影を続けました。その後、40歳の若さでこの世を去ることになってしまいました。

現代では、膀胱がんはがんの中では比較的「治るがん」と認識されています。**早い段階で発見できれば、尿道から内視鏡を挿入し、がんの部分だけを切除できます。**

ただし、膀胱がんには万人に有効な検診方法はなく、アメリカ予防医学専門委員会でも膀胱がん検診はグレードD（検査を推奨しない）になっています。[※44]

症状としては、膀胱と前立腺は非常に近い場所にあるので、前立腺がんや前立腺肥大症と似たような症状が出現します。

おしっこの「違和感」に注意！

まず、膀胱がんは膀胱の内側の壁に張りつくようにできることが多いです。日常的に膀胱を刺激するので、トイレに行く回数が増えます。

また、がんの生じる部位にもよるのですが、おしっこの通り道である「尿道」の近くにがんがあると、**排尿痛**が起こることもあります。

さらには、進行して尿道と膀胱の通り道を塞いでしまうとおしっこが出せなくなり、**強烈な腹痛**が起こることもあります。

膀胱がんの最も一般的な症状は**「血尿」**です。目で見てわかるような赤いおしっこが出ることがあります。普通の色に戻ったり、また茶色がかっているだけだったりすると「大丈夫だろう」と油断して放置してしまいがち。**「色に違和感を覚えたら要注意」**と肝に銘じてください。こういった症状が出現したときは膀胱がんの専門である「泌尿器科」を受診しましょう。

日本の健康診断の項目に含まれている「尿潜血」が陽性になったときはどう考えたらいいのでしょうか。

先述したように膀胱がんに有効な検診はなく、尿潜血も例外ではありません。ただし少なくとも、40歳を越えて尿潜血の陽性が出現したら、まず存在の有無を考えなければいけないのが「膀胱がん」であるのも事実です。**尿潜血が＋2以上出ており、かつ40歳以上であれば、再検査を必ず受けましょう。**

喫煙でがんリスクが上がる

そして膀胱がんのリスクを最も上げる行為が喫煙です。松田優作さんもヘビースモーカーとして非常に有名でした。

日本人のデータを対象にした分析でも、**喫煙によって膀胱がんのリスクが約2倍上がる**とされています。[※45]「喫煙者の尿潜血陽性」はより危機感を持って、早めの受診を強くオススメします。

PREVENTIVE MEDICINE

26

絶対に見逃してはいけない！
がん共通の「3つの初期症状」

①心当たりのない体重減少

がん細胞は宿主である人間のタンパク質や脂肪をエネルギー源として成長します。がんの成長に伴って、逆に人間の体重が減っていくことがあります。

がんで筋肉が落ち、体重が減ってしまった状態を医学用語で「カヘキシア」、日本語で「悪液質《あくえきしつ》」と呼びます。

テレビを見ていて「なんだかこの人、やせて元気がなさそう」と思った芸能人が、実はがんだった。そんな経験はありませんか？

「何もしていないのに半年〜1年の間に体重の5％が減る」のは医学的には異常です。

心当たりのない体重減少があれば、まずは病院の内科に行きましょう。

②熱が出たり下がったりする

医学用語に「不明熱」というものがあります。ざっくりいえば、**「3週間以上、38度くらいの熱が出たり下がったりする状態」**を指します。いろいろ検査をしても原因が不明。そんなときに原因の候補に挙がるのが「がん」なのです。

普通、細菌やウイルスなどが原因であれば、人間の免疫機能が外敵と戦い終わることで熱が下がります。

一方、がんの場合はがん自体、またはがんが大きくなりすぎて壊れたら「サイトカイン」と呼ばれるたんぱく質が放出されます。これが脳の視床下部《ししょうかぶ》を刺激することで、熱が出ます。

がんは長期的に体に住みついているので、定期的にサイトカインを放出することで定期的に熱が出るようになります。

これを医学用語で「腫瘍熱《しゅようねつ》」と呼びます。**熱とともに、「食欲がない」「吐き気がする」「倦怠感がする」**といった症状を認めることもあります。

他の原因である可能性もありますが、風邪でもないのに熱が出たり下がったりする状況が一定期間続けば、病院の内科で相談しましょう。

③体から血が出る

がんは大きくなると、**がんそのものから出血する**ようになります。がんの種類によって、出血の現れ方は異なります。

食道がんであれば、吐血（口から血を吐く）します。

肺がんであれば、血のまじった痰が出たり、喀血《かっけつ》（肺からの出血。吐血とパッと見では区別できません）が起きたりします。

胃がんであれば、胃から出血した血が腸を通過する間に変色し、黒くなって便に混ざることで、黒っぽい便が出ます。

大腸がんであれば、腸から出血し、新鮮なまま外に出るので赤い血便が出ます。

膀胱がんや前立腺がんであれば、尿に血が混ざります。

子宮がんであれば、腸や膀胱に転移することで血便や血尿が出ることもあります。

生理や痔からの出血などは別として、**体から血が一定期間出続けるのは、「体に異常がある」可能性が高い**です。

PREVENTIVE MEDICINE

27

がんのオプション検査
腫瘍マーカーは受けてもムダ!

「腫瘍マーカー」という言葉を聞いたことがあるでしょうか?

腫瘍マーカーとは、「がん」が体に存在するときに血液中に増加するタンパク質やホルモンなどのことで、血液検査で確認できます。

例えばCEA(肺がん・胃がんなど)、CA125(卵巣がん)、CA19―9(すい臓がん)などです。検診・人間ドック機関の中にはオプション検査としてこの腫瘍マーカーの測定を採用している機関もあります。

費用は1つの腫瘍マーカーを測る度に1500円程度で、すべてまとめると1万円程度と、決して安い金額ではありません。

実はこの腫瘍マーカー検査は、健康な人が健康診断で受けても「ほとんど意味がない」とされています。というのも、**ほぼすべての腫瘍マーカーは「早期発見」には まったく役に立たない検査**だからです。

「受けてもムダ」な理由

肺がんのCEAという腫瘍マーカーで考えてみましょう。このCEAは5ng／mℓ以下が基準値なので、5を超えると陽性とされます。

このCEAの測定が役に立たないのは、**「がん以外の要因でもCEAが上昇してしまう」**からです。例えば糖尿病などの生活習慣病でも上昇しますし、喫煙しているだけで上がることもあります。

病院で外来を担当していて「CEA陽性　精査」という紹介状を持って来院された方に腫瘍マーカーの説明をすると、「そんな検査だとは知らなかった、知っていたら受けなかった」といった反応をされることもあります。

がんと一対一対応であれば使い勝手のよい検査なのですが、**さまざまな要因で上昇するので、非常に微妙な検査**と言わざるを得ません。

しかし、唯一役に立つとすれば「大幅に腫瘍マーカーが上昇している場合」です。

例えばCEAなら10ng／mℓを超えていれば「強陽性」とされ、この場合はがんの可能性が高くなります。

ただ残念ながら、この**強陽性が出るのは早期がんより進行がんの場合のほうが多く、早期発見には不向き**なのです。腫瘍マーカーで測定するよりも、早期がんの発見に有効な他の検査を受けることをオススメします。

残念なことに、腫瘍マーカーの実情を説明せず、むやみに測定を勧める検診機関も存在します。

個人の考えは千差万別なので絶対に測るなとは言いません。しかし、費用対効果の極めて悪い検査であることは認識しておいてください。唯一、**測定の有効性に関して議論が分かれているのが先述した「前立腺がんの腫瘍マーカーのPSA」**です（115ページ参照）。

PREVENTIVE MEDICINE

28

レントゲンを撮りすぎるとがんになる？

放射線被ばくを「数字」で検証

多くの人が健康診断で受ける「胸のレントゲン検査」「胃のレントゲン検査（バリウム検査）」、そしてオプション検査の「CT検査」「MRI検査」。この際に放射線被ばくを心配される人が多くいます。

まず**「MRI検査」では被ばくしません。**MRIはX線を用いず、磁場を共鳴させて行う検査なので被ばくとは無関係です。被ばくするのはX線を使用する「レントゲン検査」と「CT検査」に限定されます。

前提として、放射線被ばくのメカニズムからお話ししておきます。人間が放射線にさらされると、「体の設計図」の役割を果たすDNAが損傷します。損傷したDNAは、すりむいた膝の傷が治癒してかさぶたになるように、傷ついた部分の修復作業を

図10 放射線とDNAの関係

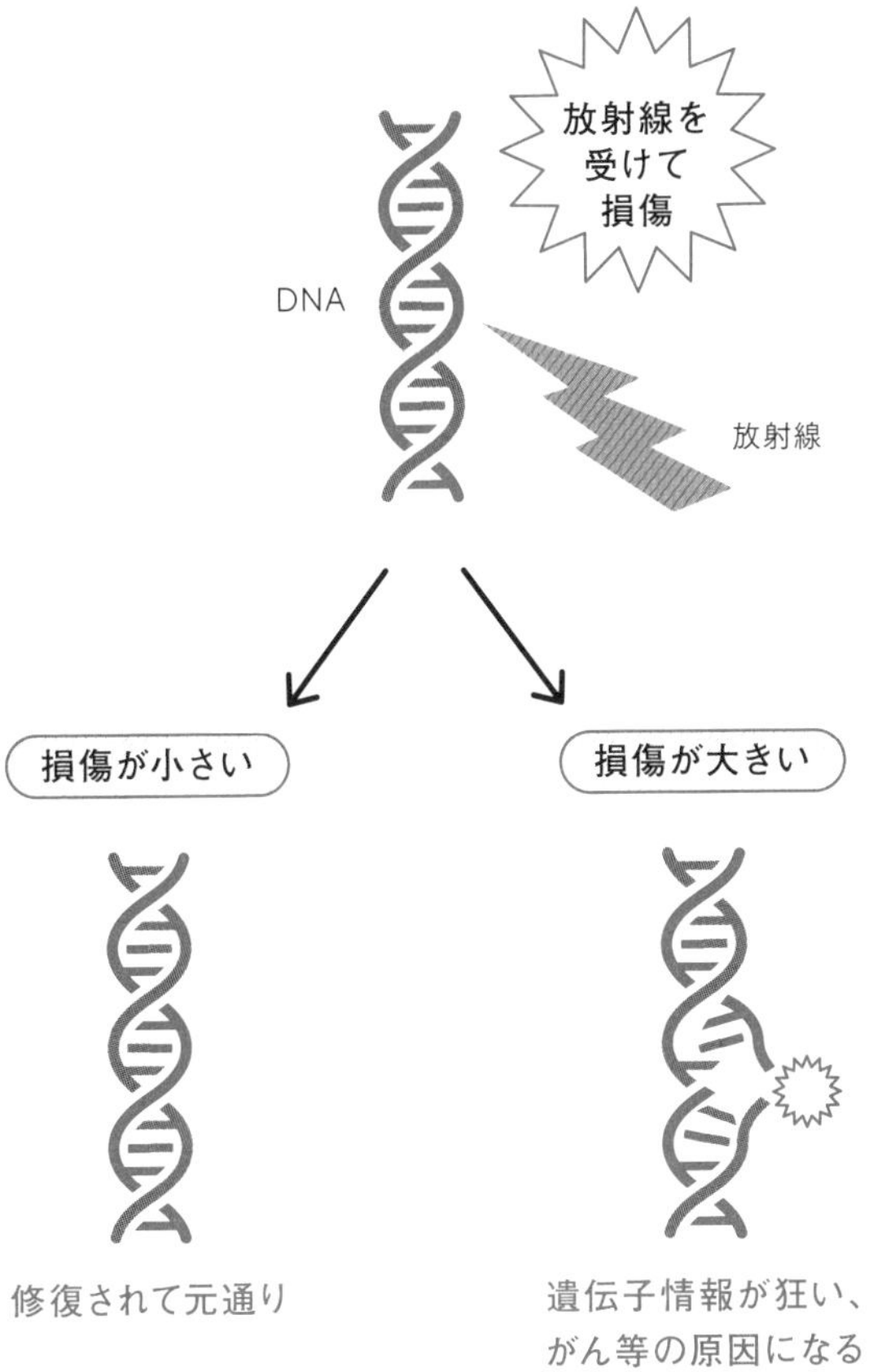

行います。ダメージが小さければ元通りに修復されるのですが、ダメージが大きいと遺伝子情報が狂ってしまいます。ひどい切り傷やすり傷だと治っても痕になって残ったりするのと同じことが起こるのです。この**遺伝子情報の変化が、がんや白血病（血液のがん）を引き起こす原因**となってしまうのです。

具体的な危険値は？

ではこの「ダメージが大きい」の基準はどの程度なのでしょうか。放射線の被ばく量を具体的に数値で表す単位にシーベルトというものがあります。

基準としては**1回の被ばく量が「100ミリシーベルト」**を超えると発がんリスクが生じます。現在、100に達しなければ明らかにリスクが上がったというエビデンスはありません。

原爆投下時の広島・長崎での被爆量は、地域によっては200ミリシーベルトを超えました。被爆者約12万人を対象にした研究でも「原爆後遺症」であるがんなどに罹患した人が数多く確認されています。[※46]

原爆の被爆体験を描いた漫画『はだしのゲン』でも、原爆投下・そして終戦後数年経ってから、放射線被爆による「白血病やがん」が、希望を持って生きようとする人々の命を次々に奪うシーンが描かれています。

東日本大震災の原発事故の際は、市街地への被ばく量は100ミリシーベルトに到達しておらず、市民への影響はほぼありませんでした。しかし、原子炉スタッフはなんと4000〜6000ミリシーベルトの放射線を被ばくしており、死亡、または後遺症を引き起こすケースが散見されました。

このように、放射線は被ばく量が一定の基準以上になると恐ろしい結果を生み出すことがあります。

レントゲンの被ばく量は？

そして、気になるレントゲン、CTの被ばく量ですが、**レントゲン撮影時は1回で約0・05ミリシーベルト、胃のレントゲン検査（バリウム検査）でも4〜5ミリシーベルト、CTは胸部の場合6・9ミリシーベルト**程度とされています。

一度に何回も繰り返し撮影しない限り、100ミリシーベルトには到達しません。基本的には被ばくして症状が出るような検査ではないと言われています。

ただ、後遺症のエビデンスはないものの**CTの撮影で「DNAが損傷した」というデータはありますので、何度も受けるものではありません。**ただし、肺がん検診で紹介した「低線量CT」ではDNA損傷がほぼ認められなかったという研究データも存在しています。[※47]

被ばく量を少なくするのに越したことはありませんが、「病気の発見」のメリットのほうが上回るのでむやみに避けるべきではありません。

PREVENTIVE MEDICINE

29

「がん検診を何歳まで受ける？」
75歳を1つの目安にする

がん検診には「終わりのタイミング」があり、死ぬまで受けるものではありません。例えば、**90歳の人にがんが見つかっても手術に耐えうる状態ではなく、「経過観察」となることも多い**でしょう。投薬や放射線治療も長く苦しいものです。当人にとっての幸せとは何かを考えると、メリットが少ないのではないでしょうか。

しかし日本では「がん検診は何歳まで受けてください」という規定は存在しておらず、「上限なし」とされています。

一方、アメリカ予防医学専門委員会はデータにもとづいて「がん検診の推奨年齢の目安」を提示しています[※48~51]。図11を見てください（胃がんについては、日本と韓国の論文参照[※52~54]）。がんによって推奨年齢はさまざまなのですが、おおむね75歳を過ぎると

図11　がん検診の受診目安

がんの種類		年齢	主な検査
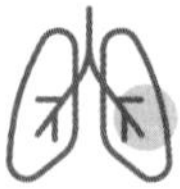	肺がん	55〜80歳	低線量 CT/1年 ※たばこを1日1箱吸う生活が30年以上続いている場合
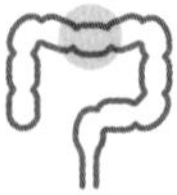	大腸がん	50〜75歳	便潜血／1年 大腸カメラ／10年
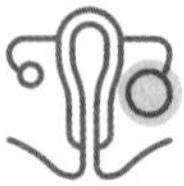	子宮頸がん	20〜29歳 30〜65歳	細胞診／3年 細胞診 ＋ HPV検診／5年
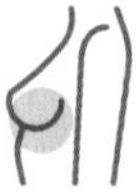	乳がん	50〜74歳	マンモグラフィ／2年
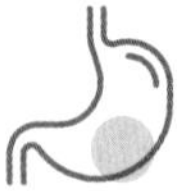	胃がん	50歳以上	カメラ／2~3年 胃X線検査／1~3年

「検診終了」となります。

検診終了の目安としては、「がんを発見しても体力面で手術適応がなかった」「結局検診を受けても死亡率に影響はなかった」というデータにもとづき決定されているものです。

アメリカの基準なので日本人にそのまま当てはまるわけではないのですが、75歳という数字を指標にしてもよいのではないでしょうか。75歳になってもバリバリ畑仕事をしているような人であれば、80歳くらいまで検診を受けてもいいかもしれません。

がん検診をやめることはエビデンス以上に個人の人生との向き合い方に左右されます。もう治療ができない状態であっても、「治療できないなら、がんを発見しても無意味だ」「がんの有無をはっきりさせたうえで、残りの人生について考えたい」と意見が分かれます。

そのため**家族との価値観の共有も重要**です。家族会議でも「何歳までがん検診を受けるべきか」という議題をとり上げるべきではないかと考えています。

「今年から検診を受けるのをやめる」、この決定は広い意味での終活とも言えるのかもしれません。

PREVENTIVE
MEDICINE

CHAPTER
4

健康寿命を延ばす最強の食事術

「医食同源」という言葉のとおり、食は健康の源です。体にいい食べ物、悪い食べ物を整理し、病気になりにくい体を目指しましょう。サプリメントや添加物についても解説します。

PREVENTIVE MEDICINE

30

ダイエット、うつ、糖尿病に効く！
「地中海食」は最強の食事である

食事に関するさまざまな研究が行われてきましたが、現在、寿命を延ばす最強の食事と結論づけられているのが「地中海食」です。文字通り、**地中海沿岸のイタリア、ギリシャなどで昔から愛されている食生活**です。

- 全粒穀物《ぜんりゅうこくもつ》、新鮮な果物、野菜中心の食生活
- 料理にはナッツ・オリーブオイルを多用する
- 赤身の肉の摂取量は少なく、魚を多く摂取する
- 卵の摂取量は週4個未満とする
- 食事の際はワインを飲みすぎない程度に摂取する

●加工食品はできるだけ摂取しないようにする

これらが定義とされています。[※1] イメージとしては、**メインディッシュに魚料理を選択したときのイタリアンのコース料理**に近いかもしれません。

全粒穀物とは、精白する段階で本来「ぬか」となる胚や胚乳などを除去していない穀物のことです。**玄米、全粒粉の小麦を使用したパンやそばなどが該当**します。

驚くべき健康効果

昔からイギリス、アメリカと比べて地中海周辺の国々やクレタ島の人々は高血圧、糖尿病といった生活習慣病の患者が少なく、長寿でした。

「地中海食に健康効果があるのではないか」と考えた研究者たちがさまざまな研究を行ってきました。その結果、次のことがわかりました。

●心筋梗塞など心臓病のリスクが30%程度減少した[※2]
●脳卒中、認知症、うつ病の発症リスクが低下した[※3]

●「健康寿命」が延びた[※4]
●糖尿病になるリスクが低下した[※5]

地中海食はあらゆる面でいい影響が期待できます。さらに、この地中海食は「ダイエット」という意味でも効果的です。

低炭水化物食と地中海食と低脂肪食を比較した「DIRECT試験」という研究では、**最初の3〜4か月の減量ペースこそ低炭水化物食に劣るものの、2年程度のスパンで見るとダイエット効果としては地中海食も同程度**でした[※6]（図12参照）。

逆に、低炭水化物食は始めて半年程度でのリバウンドが多い、というデメリットも浮き彫りになりました。

地中海食＋和食がオススメ！

この地中海食は健康・ダイエットの両面での効果が期待できる最強の方法です。しかし問題点があります。

それは**「日本人の食生活にあまりなじみがない」**ということです。

図12 地中海食のダイエット効果

約320人の被験者を「低脂肪食」「地中海食」「低炭水化物食」の3グループに分けて、2年間経過観察した結果

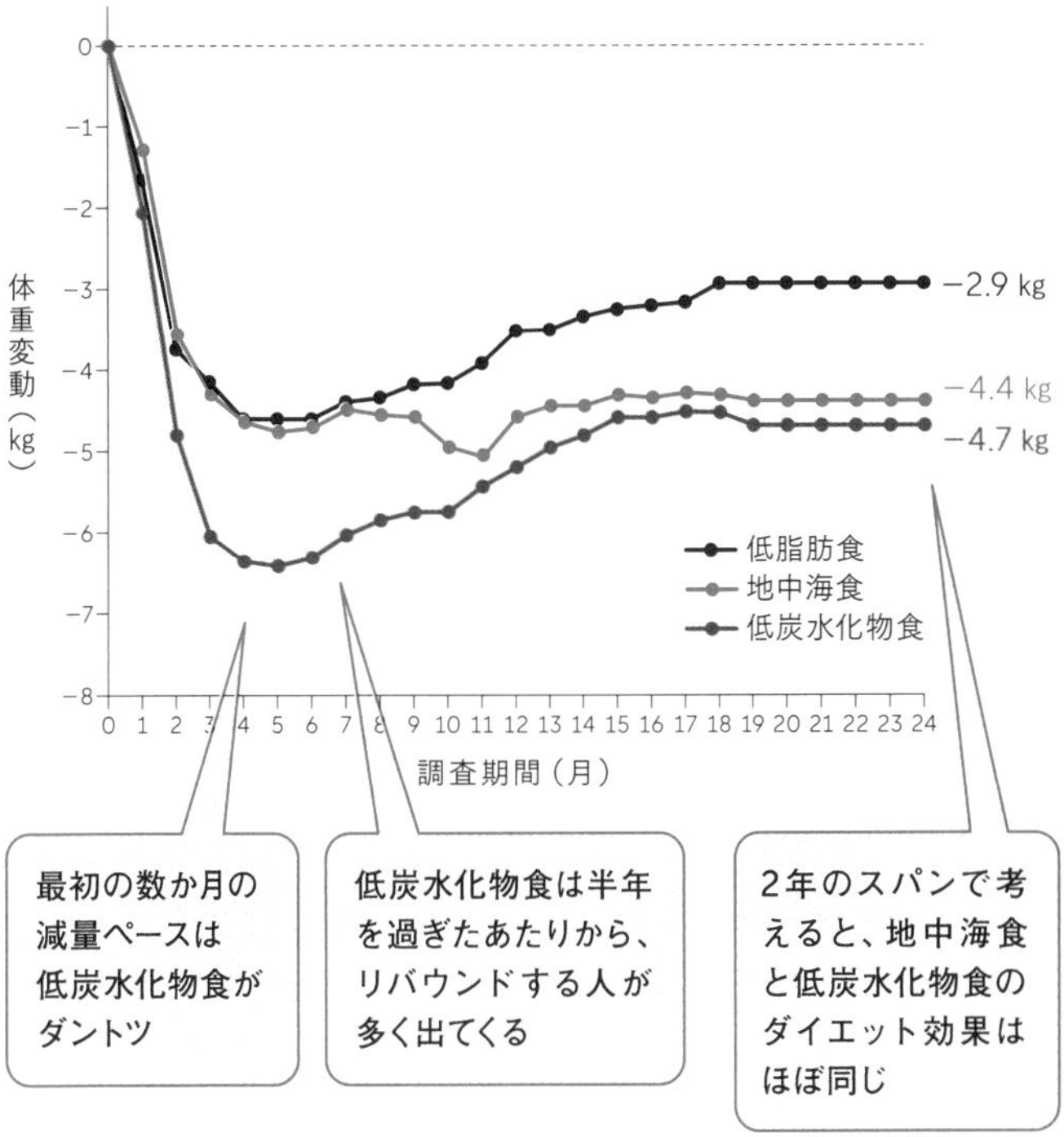

例えば、ナッツが食卓に上がる頻度は少ないですし、シーフードパエリアやアクアパッツアを習慣的に食べるという日本人も少ないでしょう。

でも安心してください。**「地中海食のメニュー」に固執する必要はありません。**実は地中海食は「和食」と部分的に共通しています。オススメしたいのが「地中海式和食」です。和食に地中海テイストをとり入れるのが、日本人にとって最強の食事と言えます。

- 和食の調理でオリーブオイルを使用する
- 酒はビールよりワインを楽しむ（個人の感覚ですが、ワインは和食に合います）
- 白米に胚芽米や玄米をまぜて全粒穀物を増やす
- 味噌汁・漬物は薄味にする（塩分量を減らす）
- 酒のつまみは柿の種ではなくナッツ類にする

オリーブオイルに慣れていない人であれば、**「なたね油（キャノーラ油）」**を試してください。オリーブオイルと同じオレイン酸（一価不飽和脂肪酸）を多く含んだ油の仲間であり、似た効果が期待できます。

納豆、味噌も食べよう!

また、和食には欠かせない**「発酵食品」**もとり入れましょう。9万人の日本人を対象に行われた研究では、「発酵させていない大豆系の食品（豆腐など）の摂取量は寿命に関係しなかったが、納豆、味噌などの発酵させた大豆食品を摂取する量が多いと死亡リスクの低下につながる可能性がある」という結果が出ました。※7 ちまたのイメージ通り**納豆や味噌の健康効果は期待できる**といっていいでしょう（味噌汁での塩分のとりすぎは要注意）。

地中海食のいい部分をとり入れ、和食の欠点を補いつつ、「自分にとって最強の食事」をカスタマイズしていきましょう。

PREVENTIVE MEDICINE

31

効果大だが、リバウンドに注意！
「低糖質ダイエット」の強みと弱み

さまざまなダイエット法がありますが、いま最もメジャーなのが、「低糖質ダイエット」です。低炭水化物ダイエットと呼ばれることもあります。代表的なものを列挙します。

●ローカーボダイエット（ロカボ）
1食の炭水化物摂取量を20〜40グラム程度に抑える**「ゆるめの糖質制限」**

●アトキンスダイエット
1970年代にアメリカの心臓病博士であるロバート・アトキンス氏が提唱した方

法。炭水化物は1日20グラムまでで、そして**「食物繊維」の形でしか摂取できない**などと厳しい

●パレオダイエット
「狩猟が中心だった旧石器時代の食事に立ち返る」がコンセプトのダイエット法。穀物・パン・芋類は食べず、**肉や魚、果物、野菜ならいくらでも食べていい**のが特徴

●ケトジェニックダイエット
炭水化物を50グラム以下、脂質を1日の総カロリーの60%以上摂取する方法。エネルギー源として糖質ではなく、**体内で脂質を分解したときに作られる「ケトン」を使用**する

同じ低糖質ダイエットの中でも少しずつやり方が異なるのです。具体的な方法は割愛しますが、どの方法も「糖質の摂取量を減らすことでダイエットする」のが共通点と言えるでしょう。

低糖質ダイエットの強みと弱み

結論から言うと、低糖質ダイエットは「短期的に」やせることができます。

前項の地中海食でも紹介したDIRECT試験でも低糖質（低炭水化物）の初速は圧倒的で、平均して3か月で6kgの減量効果を認めたデータもあります。また約1000人の肥満の人を集めた分析でも、低糖質ダイエットを行った場合は約7kgの体重減少や、血圧、HbA1cの低下を認めました。[※8]

では視点を変えて、低糖質ダイエットを「長期間」続けたらどんな影響が出るのかも見ていきましょう。

例えばアメリカの約4万人の成人を対象とした研究では、「低糖質や低脂質ダイエット自体は死亡率に関係しなかったものの、**糖質をカットした分、動物性のタンパク質や脂肪など質が悪いとされる食事で代替している人は死亡率が上昇した**」というデータがあります。[※9]

また、アメリカの約1万5000人を対象にした別の研究でも、「低糖質ダイエットをした際に豚肉、牛肉など動物性のタンパク質を多く摂取していた人の死亡率が上がり、野菜や全粒粉のパンなど植物性のタンパク質を多く摂取していた人の死亡率は

減少した」という結果が出ました。※10

糖質や炭水化物のカットによる「体への明らかな害」は証明されていませんが、**「代わりを何で補うか」を意識したほうがいい**でしょう。

脳がエネルギー源である「糖」を欲するためか、糖質制限はなかなか「しんどい」です。継続率が低くなってしまうのはやむをえないでしょう。

「いいとこどり」のダイエット法

だからこそ二者択一で考えるのでなく、うまく組み合わせることでダイエットの効果を高めていきましょう。

オススメしたいのが、**「低糖質スタートダッシュ＋地中海食ダイエット」**です。最初は低糖質でスタートダッシュをかけ、スタミナが切れたところで地中海食・和食メインの食事に切り替える方法です。

この方法なら両者のダイエット法の欠点を補いつつ、短期的にも長期的にも結果を期待できるダイエット法ではないでしょうか。

PREVENTIVE MEDICINE

32

アルコールとの上手なつき合い方

「休肝日の罠」に気をつけて！

アルコールとの付き合い方は予防医学において極めて重要です。

まず**アルコールの摂取はがんのリスクを上げます。**世界がん研究基金／米国がん研究協会（ＡＩＣＲ）の報告書でも、飲酒は口腔《こうくう》がん、咽頭がん、喉頭《こうとう》がん、食道がん、乳がん、大腸がん（男性）のリスクを上昇させることが示されました。[※11]

少量の飲酒は心臓病のリスクを下げる可能性があるという論文も存在はするのですが、がんリスクのほうが高いと言わざるを得ません。[※12]

『Ｌａｎｃｅｔ』という医学誌に掲載された分析でも「心臓病のリスクを下げるが、がんや交通事故などでの死亡率が上がるので、メリットとデメリットを総合すると飲酒は勧められない」としています。[※13]

少なくとも**「少量・適量なら体にいいから絶対飲んだほうがいい」といえる根拠はありません。**しかしお酒好きの人にとっては「完全にアルコールを飲まない」という選択は難しいでしょう。ストレスがかかった生活状態では依存しやすいかもしれません。

ではどういった人がアルコールに注意を払うべきなのでしょうか。

アルコールは「際限なく飲み続けられる人」から「一滴も飲めない人」まで個人差が非常に大きいです。**特に注意が必要なのは「顔は赤くなるが、飲めなくはない」タイプ**です。

アルコールは「2回」分解される

お酒を飲んで顔が赤くなってしまう人とそうでない人では「遺伝子」が異なります。

アルコールは体内に入るとアルコール脱水素酵素（ＡＤＨ）によって分解され、顔が赤くなる原因になる「アセトアルデヒド」という物質に変換されます。

そしてアセトアルデヒドはアルデヒド脱水素酵素（ＡＬＤＨ）という酵素によって酢酸に分解され、最終的には水と二酸化炭素になります。

図13　アルコール分解のしくみ

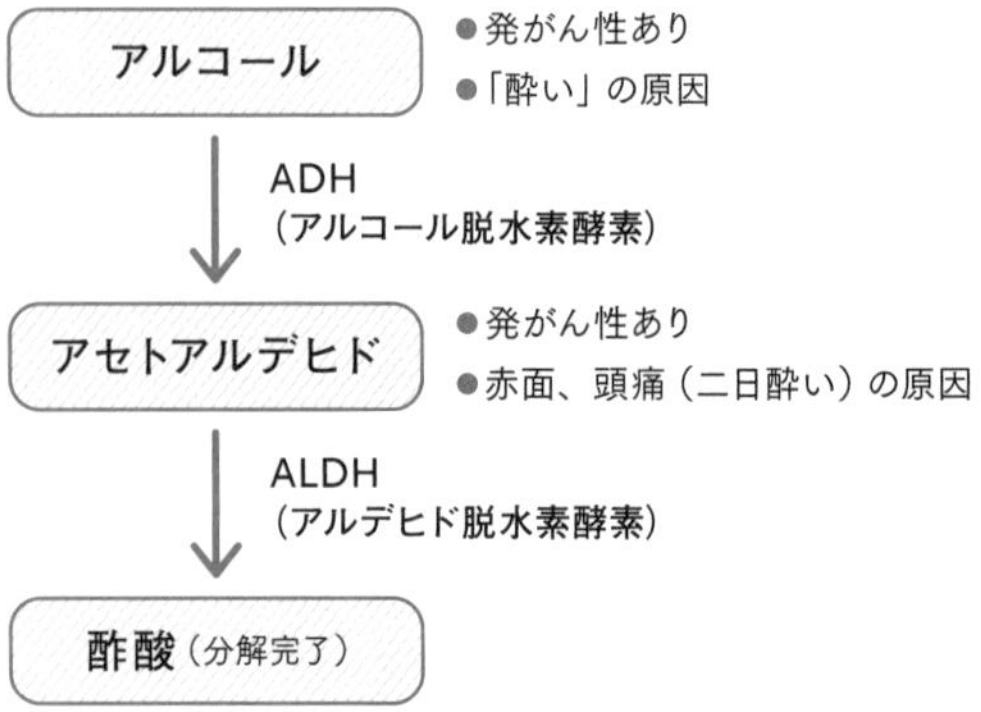

このＡＬＤＨは大量に飲酒してアセトアルデヒドの濃度が急激に上がったときに反応する1型（ＡＬＤＨ1）、低い濃度でも反応する2型（ＡＬＤＨ2）に分かれます。ほとんどの場合、私たちはＡＬＤＨ2を使って、アルコールを分解します。

そしてこの**「ＡＬＤＨ2」の強さは遺伝子によって異なります。**

ＡＬＤＨ2の活性が弱いと、アセトアルデヒドを上手に分解できず、体にとどまってしまうため、顔が赤くなります。

非活性、つまりまったく作用しない人はアセトアルデヒドを分解できないため、どんなに飲み会で鍛えてもお酒を飲めるようにはなりません。そして**アセトアルデヒド**

は発がん性があり、酵素によって分解されないと咽頭や食道に留まり、がんのリスクになります。[※14、15]

「これ」以上飲むと、がんリスクが上がる

膀胱がんに関しては、約10万人の日本人を対象に行われた追跡調査で、**アルコール摂取量が週に151〜300グラムだと、がんリスクが上昇**したという論文も存在しています。[※16]

アルコール摂取量の目安としては、アルコール20グラム＝ビール500㎖、日本酒1合、ワイン200㎖と覚えておいてください。

日本人では約半数の人がALDH2の活性が弱いとされています。飲んだらすぐ顔が赤くなる人は自分の遺伝子を理解し、過度な飲酒はしないようにしましょう。

そして、顔が赤くならない人であっても安心はできません。

ここまではアルコールの分解の「第二段階」の話をしましたが、第一段階、つまりそもそもアルコール自体を分解する酵素である「ADH」も遺伝子によって「強い・弱い」の違いがあります。

二日酔いしない人が気をつけること

例えば、「ＡＬＤＨ2は正常、ＡＤＨの活性が弱い」人がいたとします。

この場合アルコールの分解の「第二段階」をクリアしており、アセトアルデヒドを上手に分解できるので顔は赤くなりません。しかし**「第一段階」のほうでつまずいてしまっているのでアルコールが分解しきれず体に蓄積**しています。

この場合は「気持ち悪さ・吐き気」の原因であるアセトアルデヒドは体に蓄積しませんが、発がん性のあるアルコールが体にとどまるのでがんのリスクには気をつけなければいけません。

アルコールとアセトアルデヒドの両方に発がん性があるので、ＡＤＨの活性も、ＡＬＤＨ2の活性も両方重要なのです。

この第一段階のＡＤＨの活性が弱い人は「顔が赤くなる」といったわかりやすい特徴が出ません。アセトアルデヒドは普通に分解できるので、自分で自覚しにくいのです。特徴があるとすれば、アルコール自体の分解が遅いので翌日までお酒が残り、**「朝まで酒臭さが抜けにくい」**という場合はあります。

ＡＤＨの活性を調べる遺伝子検査も存在するので、自分の特性が気になる人はそちらを行うのもいいでしょう。または単純に「顔が赤くなる人・翌日まで酒が抜けにくい人」は飲みすぎ注意、と覚えておいてください。

休肝日を設ける「だけ」ではダメ！

当たり前ですが万人にとって酒の飲みすぎは体によくないので、遺伝子的に活性が強くても油断は禁物です。

好酒家の方は飲みすぎ対策として「休肝日を設ける」ことがあります。

約9万人の日本人を対象にした研究でも、**週2日の休肝日を設けることで死亡率が低下した**というデータがあります。[※17] しかし、休肝日を設けた反動で、逆に飲酒量が増えてしまうこともあるようです。

そもそも、週1の会社の飲み会で大量飲酒する人と、晩酌で毎日お酒をちびちび飲む人ではどちらが体にいいのでしょうか？

約4万人を対象にした研究では、**飲酒量が同じ場合、週に1回大量飲酒する人と、週3～7日かけてちびちび飲む人とでは、後者のほうが心筋梗塞のリスクが32～37％低下**したというデータがあります。[※18]「休肝日を設けてストレスをためて暴飲する」よりは、「普段からちびちび飲んでストレスを小出しにする」ほうが体にはよさそうです。

これらのデータだけですべて判断できないものの、**飲酒に関しては頻度より「トータルの飲酒量」を減らしていくのが無難**です。休肝日を設けるなら、週単位のトータルの飲酒量を減らせるよう調整しましょう。

ちなみに、ノンアルコールビールに関しては「0カロリー、0糖質」とうたわれていても、**「アセスルファムK」などの人工甘味料が含まれていることがあり、「体にいい飲み物」とまでは言えません。** とはいえ、アルコールが含まれていないのでがんリスクは軽減できます。ノンアル飲料をアルコールの代替品として使用するのはよいと思います。

アルコールをまったく飲まない生活はなかなか難しいかもしれません。しかし、少なくとも顔が赤くなる人・翌日まで酒が残りやすい人が連日の飲み会生活を続けるのはオススメしません。自分の遺伝子の特性を理解し、「遺伝子に応じた飲酒習慣」を心がけましょう。

PREVENTIVE MEDICINE

33

科学的に証明された体に悪い食べ物

ハム、ベーコン、ソーセージは発がん性あり

食事に関して「お医者さんが絶対に食べない、控えている食べ物はありますか?」とよく聞かれます。「この食べ物は体に悪い」とエビデンス的に決着がついているものは少ないですが、確実に存在します。

まずは、**「赤身肉」「加工肉」**です。赤身肉とは牛肉・豚肉などの文字通り見た目が赤い肉、加工肉はベーコン、ソーセージ、ハム、スパムといった加工して精製された肉類です。

2015年、WHOの付属研究機関であるIARC(国際がん研究機関)の発表で、この赤身肉・加工肉が「体に悪い」ということが断言されました。

IARCでは発がん性に応じて食品のランク付けを行っているのですが、**加工肉は**

グループ1（人に対して発がん性がある）、赤身肉はグループ2A（おそらく発がん性がある）になっています。[※19]

このグループ1にはアルコール、ピロリ菌、喫煙といった人間の体への有害性を代表するそうそうたる面々が含まれています。残念ながら、その中に加工肉がエントリーしてしまっているのです。

赤身肉についても、さまざまな研究結果により、**「食べる量が1日65グラム増えるごとに子宮がん、肺がん、食道がん、大腸がん、糖尿病といった病気のリスクが上がる」**という結果が出ています。[※20]

因果関係ははっきりしないものの、赤身肉の色素成分である「ヘム」が大腸がんのリスクを上げているという説もあります。大腸がんだけに関して言えば、脂身が多く、赤身が少ないバラ肉よりも赤身の詰まったヒレ肉のほうが高リスクかもしれません（もちろん脂身をとりすぎるのはまた別の問題が生じます）。

やっぱり魚は体にいい

「メインディッシュは肉と魚のどちらがいいのか」という問題がしばしば議論されま

すが、言うまでもなく「魚」に軍配が上がります。

まず**魚に含まれるオメガ3脂肪酸は、心臓病予防などにはっきり効果が証明されており、人間の体に有益**なものです。

また魚そのものに関しては、67万人のデータを解析したメタ分析で、魚の摂取量が1日60グラム増加すると死亡リスクが12％も低下したというデータがあります。[※21]

また、週に1～2回、オメガ3脂肪酸であるDHAやEPAを含んだ魚を摂取していた人は心臓病での死亡リスクは36％、トータルの死亡リスクは17％低下したという論文も存在します。[※22]

「肉か魚か」といった二者択一ではなく、**白身肉（鶏肉）への変更も有効**です。この白身肉に関しては、人体への有害性は証明されていません。

167万人のデータを解析して赤身肉・加工肉と白身肉の人体への影響を調査した研究では、「赤身肉や加工肉をよく食べた人は心臓病や死亡リスクが上がったのに対して、白身肉を食べていた人は特に変わらなかった」という結果も出ています。[※23]

PREVENTIVE MEDICINE

34

高血圧と体重増加の罠

じゃがいもを食べすぎると早死にする

残念ながら「じゃがいも」は体に悪い食べ物です。

「野菜の一種で体にいいのでは？」とイメージしたかもしれませんが、**じゃがいもは「野菜」と定義しないほうがいい**です。

12万人を対象にアメリカで行われた「4年間にわたって食事と体重の関係を調査した論文」を見てみましょう。一般的な野菜や果物は体重の減少に寄与していたのに対して、じゃがいも、そしてポテトチップス、フライドポテトがワンツーフィニッシュで体重の増加に影響を与えていました。※24

生活習慣病との関係でも、**「じゃがいもをゆでて食べた場合は若干糖尿病のリスクが上がり、フライドポテトに関しては明らかに高血圧のリスクが上がった」**という

データが存在します。[※25]

別の研究では高血圧ではない男女18万人を対象にじゃがいもと高血圧の関係を調査したところ、**「焼きいもやゆでいも、マッシュポテト、そしてフライドポテトを食べる量が多い人は高血圧になりやすい」**という結果が出ています。[※26]

さらには「じゃがいもと早死に」に関して調査した研究も北米で行われており、揚げなければ早死に自体には関係ないものの、**フライドポテトを定期的に摂取している人は死亡リスクの増加、すなわち早死ににつながった**という論文もあります。[※27]

このようにじゃがいもは「体に悪い」とデータで証明されているわけですが、「絶対に食べるな」と言いたいわけではありません。現に私もたまに食べています。現実的には、「じゃがいもを食べて野菜を摂取した気にならないようにする。フライドポテトやポテトチップスを食べすぎないようにする」のが妥当ではないでしょうか。

そしてもう1つ、「体に悪い」と決着がついている食べ物があります。マーガリンです。実はマーガリンは世界各国で「販売禁止」になっている食べ物なのです。次項で深掘りしていきます。

PREVENTIVE MEDICINE

35

海外諸国で販売禁止！マーガリンを食べてはいけない

マーガリンが好きで、朝食でパンに塗る習慣がある人も多いでしょう。しかし、実はマーガリンは現在アメリカでは「販売禁止」になっています。

マーガリンに含まれる「トランス脂肪酸」が体に悪影響を及ぼしているというエビデンスがあるためです。

このトランス脂肪酸とは、**クッキーやドーナツを作るときの材料になるショートニング、そしてファーストフードなどにも含まれています。**

マーガリンは高価なバターの代替品として「人造バター」という名称で販売されました。植物油から作られるので、動物性脂肪から作られるバターよりも「健康によさそう」というイメージでどんどん普及していきましたが、研究ではまったく逆の結果が出てしまいました。

トランス脂肪酸は体に悪い

トランス脂肪酸を摂取することで**LDL（悪玉）コレステロールが増加し、HDL（善玉）コレステロールが低下**したというデータがあります。[※28] LDLの増加も、HDLの減少もどちらも心筋梗塞や脳梗塞につながる「動脈硬化」を進行させますので、相乗効果で体に害を及ぼします。

また1日に摂取するエネルギーのうち2％をトランス脂肪酸として摂取することで、心筋梗塞などの心臓病に罹患するリスクが16％も上昇したというデータもあります。[※29]

他にも「糖尿病になりやすくなった[※30]」「認知症になりやすくなった[※31]」といった研究も存在し、「トランス脂肪酸はさまざまな意味で体に悪い」と決着がついています。

WHOは2023年までに、「食品に含まれるトランス脂肪酸の一切の根絶」という方針を掲げました。

ここまで強い呼びかけをWHOが行うのは異例です。現在その方針に従って**アメリカ、カナダ、台湾、タイなどの国ではトランス脂肪酸の使用を禁止**したり、シンガポールや韓国では食品のトランス脂肪酸の含有量の表示を義務付けたりしています。

なぜ日本で売られている?

さて日本ではどうでしょうか。禁止はおろかトランス脂肪酸の含有量の表示も義務付けられていません。厚生労働省の言い分は次のとおりです。

「1日の摂取エネルギーの中で1%以上摂取すると健康上の影響が出現するといわれているトランス脂肪酸に対して、日本人の平均摂取量は0・3%程度。健康上問題はない」

言い換えると**「海外と違って日本人は普段から大してトランス脂肪酸を摂取していないから、規制しなくてもいいでしょう」**ということですね。理屈は理解できる部分もあります。

また、トランス脂肪酸に関連する日本のマーガリン・ショートニングの市場は大きく、大企業も関係してくる話なので、完全に禁止するのはハードルが高いのかもしれません。

ちなみに、マーガリンからトランス脂肪酸の含有量を減らそうと努力している企業もあります。例えば**ミヨシ油脂ではマーガリンに含まれるトランス脂肪酸の量を約10分の1にする**など、めざましい成果が出ています。

しかし、国ではなく「個人」の選択として考えると、トランス脂肪酸の害は確実に意識しておくべきです。含有量の記載があれば、個々の食品に対して明確な対応がとれるのですが、表示義務が課されていないのが日本の現状です。

少なくとも「マーガリン、ショートニング、ファーストフードといったトランス脂肪酸が含まれていると見込まれる食品を食べすぎないようにする」という対策は確実に行うようにしましょう。

PREVENTIVE MEDICINE

36

糖尿病、がん、高血圧に効く！
コーヒーと紅茶のすごい健康効果

日常生活では「飲み物」の選択を迫られるシーンがいくつもあります。

まずは朝食からです。糖分の含まれていない**「ブラックコーヒー」は非常にオススメ**です。さまざまな健康効果が示されています。

コーヒーのすごいエビデンス

コーヒーは「糖尿病」のリスクを下げるといわれています。**1日3〜4杯コーヒーを飲んでいた人は、2杯程度飲んでいた人に比べて糖尿病のリスクが下がった**という海外の論文も存在します。※32 日本人についても岐阜大学で行われた高山スタディという研究で糖尿病のリスクの低下が示されています。※33

何より2～3杯飲めば15％前後死亡率を下げる、要するに寿命を延ばすデータも出ています。[※34] また、**肝臓がんや子宮がんのリスクを下げる**可能性があるという研究結果も存在します。[※35] コーヒーは「甘くさえしなければ」本当にさまざまなメリットが期待できる飲み物なのです。

デメリットとしては、あまり飲みすぎると胃が荒れたり、眠れなくなったりするので1日3～5杯程度がオススメです。コーヒーは飲みすぎると「カフェイン中毒になる」と言われますが、コーヒーだけで「中毒量、致死量」に到達するには何十杯も飲まなければいけないので心配は無用です。

カフェインが苦手な人は、カフェインレスのコーヒーでも糖尿病へのよい効果などが期待できるというデータもあるので、そちらを習慣づけるのも悪くないでしょう。[※36]

紅茶も体にいいんです

こちらもさまざまな効果が証明されています。**1日4杯紅茶を飲むことで脳卒中のリスクが低下**したという論文[※37]や、**1日の紅茶の消費量が1杯増えるごとに心臓病のリスクが約4％、死亡リスクが1・5％低下**したという論文[※38]もあります。

また血圧に関しても、1日に紅茶を3杯飲む習慣を6か月続けたところ、上の血圧が3㎜Hg下がったというデータも存在し、血圧へのよい影響も示唆されています。[※39]

コーヒーと紅茶はどちらも健康への効果が期待できます。

紅茶は一般的にコーヒーよりカフェインの含有量が少ないので、好みに合わせて飲み分ければいいでしょう。

フルーツジュースはやめましょう

ちなみに、朝食のお供に「フルーツジュース」はオススメしません。「野菜・果物は体にいい」のはその通りですが、**果物に関しては実や皮といった「食物繊維」などが含まれる部分を一緒に食べなければ、効果を享受できません。**

現に人工甘味料入りの飲み物やフルーツジュースは飲めば飲むほど糖尿病のリスクを上げると示している論文も存在します。[※40]

飲み物として摂取したければ、スムージーのほうがジュースより果物の実や皮の有益な成分を摂取できるでしょう。朝はサイドメニューとして果物そのものを摂取し、コーヒーか紅茶をお供にする習慣を続けると健康効果が期待できるでしょう。

PREVENTIVE MEDICINE

37

コレステロール、心臓病に効く！
緑茶とウーロン茶を飲もう！

昼食や夕食時、そして就寝前などは何を飲めばいいのでしょうか。オススメは「緑茶」と「ウーロン茶」です。

先述した紅茶や緑茶、ウーロン茶はツバキ科の「カメリアシネンシス」と呼ばれる茶の樹からできており、違いは「発酵度」だけです。

緑茶、ウーロン茶、紅茶の違い

緑茶は発酵させていない「無発酵茶」、ウーロン茶は中間程度に発酵させた「半発酵茶」、紅茶は100%発酵させた「全発酵茶」です。

どれも**抗酸化作用があるといわれるポリフェノールの一種である「カテキン」**を多

く含んでいます。そして、さまざまな研究データが緑茶やウーロン茶の健康効果を示しています。

緑茶には、悪玉コレステロールのＬＤＬコレステロールを下げる効果があります。[※41]ウーロン茶に関しては対象者が22人と小規模ではあるものの、１日１ℓウーロン茶を飲む習慣を１か月続けた結果、糖尿病の指標であるＨｂＡ１ｃが低下し、「アディポネクチン」というホルモンが増加したというデータも存在します。

万能ホルモンを味方につける

アディポネクチンは、血管の傷を修復したり、血管を広げたり、体にインスリンを効きやすくしたりします。「生活習慣病」全般に効く非常に重要なホルモンです。

また約７万７０００人の日本人を対象に、飲み物と心臓病との関連を調査した研究では、**「緑茶とウーロン茶を飲む習慣のあった人は、そうでない人と比べて心臓病での死亡率が低かった」**というデータがあります。[※42]

別の研究でも、中国で行われたお茶と脳卒中との関連を調べたもので、毎日１〜２杯、緑茶かウーロン茶を飲んでいた人の脳卒中リスクが最も低かったという論文も存

在します。[※43]

さまざまな飲み物の中でも緑茶とウーロン茶の健康効果は際立っています。しかも、日本人の生活習慣になじんでいるのは非常に幸運と言わざるを得ません。

水よりお茶のほうが体にいい

また、「お茶の種類に関係なく、飲めば飲むほど糖尿病のリスクは下がるだろう」という論文[※44]もあり、雑に言ってしまえば水よりお茶を飲む習慣をつけたほうが体にもよさそうです。

ちなみに水に関して言えば、「水素水」という商品が話題になることがありますが、現時点では健康によいというエビデンスは皆無です。

今後効果が証明される可能性はゼロではありませんが、**高額なお金をかけて水素水を定期購入するより、毎日お茶を飲んだほうがはるかに期待**できるでしょう。

PREVENTIVE MEDICINE

38

アツアツのお茶に要注意!
「熱いお茶」で食道がんリスクが8倍上がる!

体にいい飲み物、悪い飲み物についてお話ししてきましたが、飲み物の「温度」と健康との関係はあるのでしょうか?

意外かもしれませんが、**「熱い飲み物」は体によくありません。**やしきたかじんさんや桑田佳祐さんなど数々の著名人も経験されている「食道がん」との関連性が示されているからです。

イラン北東部のゴレスタン州で5万人を対象に行われた研究では、「普段飲んでいる飲み物の温度に応じて食道がんのリスクが上昇。**70度を超える熱いお茶を飲む人は、65度を下回るぬるいお茶を飲む人より、食道がんの罹患率が8倍高かった**」という結果が出ました。[※45] ゴレスタン州では「熱いお茶」が好んで飲まれていたようです。

南米でも、ビタミンやカルシウムを豊富に含んだ通称「飲むサラダ」といわれているマテ茶と食道がんの関連を調査する研究が行われました。こちらもやはりマテの成分とは関係なく、**熱ければ熱いほど食道がんのリスクが上昇した**という結果が出ました。[※46]

なぜ熱い飲み物はダメなのか？

はっきり証明されていませんが、「熱い飲み物が食道の内側の膜を損傷させ、その膜の修復作業で細胞分裂が繰り返されることで、がんになりやすくなるのではないか」という説があります。

食道がんと熱い飲み物の関連が数多くの研究で示されていることから、ＷＨＯの付属研究機関であるＩＡＲＣ（国際がん研究機関）でも、**65度以上の飲み物はグループ2A（おそらく発がん性がある）に分類**されています。

熱い飲み物と食道がんの関係については決着がついているのです。日本人にはお茶やコーヒーを高温で飲む習慣があるので注意が必要です。

ただし、熱い飲み物とのつき合い方は程度問題なので、そこまで神経質になる必要

はないでしょう。とはいえ、

●毎日いれたてアツアツの紅茶を飲む習慣のある人
●毎日自動販売機のホットコーヒーを飲んでいる人

頻繁に熱い飲み物を飲む習慣のある人は気をつけたほうがいいでしょう。

また**喫煙者、飲酒量が多い人は食道がんのリスクが高い**といわれています。中国で46万人を対象に行われた研究では、喫煙者や飲酒量が多い人が熱い飲み物を飲むと相乗効果でさらに食道がんのリスクが上昇したという論文があります[※47]。「喫煙・飲酒・熱い飲み物好き」。この3点が該当する人は要注意と言えます。食道がんは日本人にとって罹患率が高いがんではありませんが、油断は禁物です。

PREVENTIVE MEDICINE

39

飲んではいけないもの 砂糖入り缶コーヒー、エナジードリンク

ビジネスパーソンが注意すべき飲み物は「砂糖入り缶コーヒー」と「エナジードリンク」です。広告やCMなどの影響もあり、「朝は缶コーヒーを飲んで仕事を始め、昼食後には眠け覚ましにエナジードリンクを飲む」という習慣が身についているビジネスパーソンは意外に多いです。ドーピング的な役割で1日に何本もエナジードリンクを飲む人も少なくありません。

こんなに角砂糖が入ってます！

この習慣は非常に危険です。どちらの飲み物も**「砂糖を多量に含んでいるから」**です。例えば、有名なエナジードリンク、レッドブルには角砂糖何個分の糖質が含まれ

ているか確認してみましょう。

成分表示を見てみると、「１００㎖あたり炭水化物10・8グラム」と記載があります。糖質の量は「炭水化物－食物繊維」で計算できます。レッドブルには食物繊維は含まれていないので、そのまま10・8グラムが糖質になります。一般的には１本２５０㎖なので、「10・8×２５０／１００＝27」となり、27グラムの糖質が含まれていることになります。

角砂糖は１個あたり約４グラムなので、換算すると**レッドブル１本には約７個分の角砂糖が含まれている**ことがわかりました。また缶コーヒーにはおよそ角砂糖３個分の砂糖が含まれています。

砂糖には「薬物中毒に似た依存性がある」という研究もあります。[※48] 無意識のうちに習慣化してしまうケースが多いです。

糖質をたっぷり含んだ液体を毎日のように飲む習慣がついていたら糖尿病のリスクが上がるのは自明の理。研究でも証明されています。[※49] 砂糖には、

●糖尿病になりやすくなる

- 肥満になりやすくなる
- 心筋梗塞のリスクを上げる
- 虫歯になりやすくなる
- がんのリスクを上げる
- 認知症のリスクを上げる
- 脂肪肝になりやすくなる

こうしたデメリットがあり、**健康面だけを切りとれば百害あって一利なし**です。[※50]

もちろん「エナジードリンクや砂糖入り缶コーヒーを絶対に飲むな」という話ではありません。エナジードリンクを飲むことで集中力や記憶力のアップにつながったという研究もあります。[※51] 重要なイベントの前やたまのご褒美に飲むのは問題ありません。

砂糖入りの缶コーヒーやエナジードリンクは毎日ではなく**「ここぞというときに飲む飲み物」**だと認識を改めてください。エナジードリンク等の力を借りてがんばり続けることはいわば「健康の前借り」です。あなたの長い人生を考えると決して賢い選択とは言えず、後々しっぺ返しをくうことになるでしょう。

PREVENTIVE MEDICINE

40

高血圧、コレステロールに効く！
3時のおやつはチョコレートとナッツ！

おやつは甘味料を含んだものが大半で、基本的には糖尿病のリスクが上がります。しかし実は、「健康にいい」というデータが出ているおやつがあるのです。

まずはチョコレート。虫歯の原因のような印象が強く、いいイメージがないかもしれませんが、健康にいいという研究データが数多く出ています。

チョコレートには「血圧を下げる効果がある」というデータがあります。[※52] ココアやダークチョコレートに豊富に含まれる「ポリフェノール」の1種のフラボノール（カカオポリフェノール）が、血管の内側で一酸化窒素の合成を活性化します。

一酸化窒素には血管を押し広げる作用があるため、チョコレートを食べることで血圧が下がるのではないかといわれています。

またスウェーデンの約7万人を対象とした研究では、定期的にチョコレートを食べていた人のほうが、食べていない人に比べて心筋梗塞になるリスクが低かったというデータも存在します。[※53] その他にも、認知症予防になる可能性があるというデータもあり、チョコレートにはさまざまな病気予防が期待できます。[※54]

ただし、注意点があります。**健康効果が期待できるのは「カカオ成分の多いチョコレート」だけ**です。18週の期間、ダークチョコレートとホワイトチョコレートを食べる集団の血圧をそれぞれ比較したところ、ホワイトチョコレートには変化がありませんでしたが、ダークチョコレートを食べていた集団は上の血圧が2・9㎜Hg下がりました。[※55]

また、砂糖の成分が多いホワイトチョコレートは、食べすぎるとかえって糖尿病のリスクを上げてしまいます。

砂糖が少なく、カカオ成分が多い「ダークカカオチョコレート」、中でも**カカオ成分が70％以上の「ハイカカオチョコレート」**をおやつにとり入れるのがオススメです。

ナッツは「おつまみ」ではなく「おやつ」に！

次にオススメしたいのがナッツです。日本では酒のつまみとして見かけることが多いですが、ぜひおやつとしてとり入れてみてください。

地中海食の話の中でも説明しましたが、ナッツは「不飽和脂肪酸」と呼ばれる、**LDLコレステロールを下げ、HDLコレステロールを上げる効果がある**と証明されている成分を含む食べ物です。[※56] 悪玉コレステロールを下げる効果もあるため、心筋梗塞のリスクも下げるといわれています。[※57]

「ナッツは太るんじゃないの？」と心配するかもしれませんが、ご安心ください。**ナッツはむしろ長期的に摂取することで体重を減らす効果がある**といわれています。[※58] 腹持ちがいいので夕食の量を減らす効果があるのかもしれません。

ナッツ類の健康効果を比較した論文もあります。[※59] くるみ、アーモンド、ピスタチオといったナッツが中性脂肪や悪玉コレステロールを下げるのに特に効果的でした。これらをおやつにとり入れるといいでしょう。

おやつを毎日食べる人にとっては、スナック菓子を消費するか、チョコレートやナッツをとり入れるかで、体のコンディションは大きく変わってくると予想されます。週に2回でもいいので、おやつのルーティンに組み込めないか検討してみてください。

PREVENTIVE MEDICINE

41

外食やコンビニ食は体に悪い？
食品添加物を気にしなくてもいい理由

コンビニ弁当には食中毒防止のための「保存料」や、見た目をよくするための「着色料」などの「食品添加物」が含まれています。

では実際に、食品添加物は本当に有害なのでしょうか？

結論を先に伝えます。「食品添加物が含まれているかどうか」はあまり気にする必要はありません。大切なのは、**「食品の影響は総合点で決まる」**という考え方です。

例えば、健康にいいというデータがあるお茶やコーヒーにも、実は「アクリルアミド」と呼ばれる発がん性物質が含まれていることがあります。

しかし先述したようにコーヒーやお茶には多彩な健康効果が示されており、**「アクリルアミドのデメリットを上回るメリットがお茶やコーヒーにはある」**わけです。

大切なのは「どの程度含まれているか」という視点です。

日本では許容1日摂取量（ADI：Acceptable Daily Intake）と呼ばれる「人が毎日食べても健康に影響がない量」までしか食品添加物の使用が認められていません。

このADIは、**「この量なら健康に影響を与えない」とされる量をさらに100分の1にして算出**しています。JECFAと呼ばれるWHO関連の食品添加物専門家会議の基準をとり入れていることも多く、安全性は担保されています。むしろ**衛生面では家庭で作るより安心な場合もあります。**

人間の手には「黄色ブドウ球菌」という細菌が付着していることがあり、素手で作ったおにぎりを食べて食中毒になるケースがあったり、カレーを一晩寝かせておくと「ウェルシュ菌」という細菌が発生し、こちらも食中毒になる場合があったりします。しかしコンビニのおにぎりにはそういった心配はありません。

添加物だろうが、天然のものだろうが、毒性のある成分が含まれている食品はあります。ここまで紹介した体にいい食べ物・悪い食べ物を意識しつつ、バランスのいい食事を心がければ、コンビニの弁当だろうが高級スーパーで買ったものだろうが大きな問題はありません。

PREVENTIVE MEDICINE

42

人工甘味料のエビデンス
砂糖のほうがよっぽど体に悪い？

「アスパルテーム、アセスルファムK、スクラロース」は有名な人工甘味料ですが、「人工だから体に悪い」といったデータは存在しません。

普通の砂糖と違ってブドウ糖が含まれていないので**「血糖値を上げない」というデータがあります。**[※60] また、3000人のデータを対象としたメタ分析で砂糖入りの飲み物を人工甘味料入りに変えたら体重が減ったというデータが存在します。[※61]「もしかしたら砂糖より健康にいいかも？」と示唆する証拠もあります。

しかし富山県の製造業の社員の日本人男性2000人を対象に行われた研究では、「ゼロカロリーの人工甘味料が含まれた清涼飲料水を飲んでいた人は糖尿病のリスクが上昇した」という結果も出ています。[※62]

人工甘味料についてはまだ研究の余地がありますが、少なくとも現段階では**砂糖以上に体に悪いというデータはありません。**過度に気にしすぎる必要はないでしょう。

「ゼロカロリー」の罠

ただ、私たちは知らず知らずのうちに人工甘味料を摂取しています。

食品の場合は100グラムあたり5キロカロリー未満、飲料の場合は100ミリリットルあたり5キロカロリー未満であれば「ゼロカロリー」と表記できます。人工甘味料はゼロカロリーの基準を満たしつつ、食品や飲料を甘くすることができるので、コンビニに並ぶ商品に頻用されています（アルコールの項でお伝えしましたが、ノンアルコールビールには人工甘味料が含まれています）。

そのため「ゼロカロリーだが甘い食べ物、飲み物」よりは、前述したナッツやチョコレート、お茶を選んだほうが健康効果は期待できます。

PREVENTIVE MEDICINE

43

卵は体にいい？ 悪い？
週に6個まで？ コレステロールに注意！

卵と牛乳は「栄養価が高く、健康にいい」というイメージを持つ人も多いのではないでしょうか。この2つを掘り下げていきます。

卵は医学論文ではよく「心臓病」との関連がとり上げられます。約3万人のアメリカ人男性のデータを対象にした研究では、**「卵の摂取量や食事で摂取するコレステロールの量は、心臓病や死亡リスクに関係があった」**という結果が出ました。[※63]

また日本人を対象にした研究でも、「日本人の女性は週に1〜2個卵を食べるほうが、毎日1個（週7個）食べる人よりも死亡リスクが低かった」という結果が出ています。ちなみに男性への影響は関連づけられませんでした。[※64]

一方で、約200万人のデータを対象に行われた卵と病気の関連を調査したコホート研究では、**卵は心臓病のリスクを上げず、むしろ週に6個までの摂取なら心臓病のリスクを下げる**という結果になりました。[※65]

他にも卵と健康に関してさまざまな論文が世に出ていますが、心臓病にいいといわれたり、はたまた悪いといわれたり、いまだ一貫した結果は出ていません。

そもそも、卵が体に悪いという説が提唱され始めたのは「コレステロール含有量の多さ」にあります。卵は1個あたり210㎎のコレステロールが含まれており、食べすぎると日本人の摂取上限値（男性750㎎、女性600㎎）を簡単に超えてしまいます。

明確なエビデンスはまだ出ていない

しかし、2015年に厚生労働省が出した「日本人の食事摂取基準」では、**「基準を用意するにあたっての明確なエビデンスがない」とのことでコレステロールの摂取上限が撤廃**されました。

もちろん「上限が決められない」というだけで「無制限」という意味ではありませせん。とはいえ、「コレステロールの摂取は悪」という先入観を大きく塗り替えた出来事でした。

現に卵に関しても、21か国の14万人を対象に行われた研究では、卵の摂取による心臓病や死亡リスク、そして血中コレステロールの数値に変化はなかったとされています。[※66]卵のポイントは次の2点です。

①血液中の悪玉コレステロールが多いと心臓病や脳卒中のリスクになる
②卵はコレステロールを多く含む

ここまでは明白な事実なのですが、**「卵を多く食べると血液の中の悪玉コレステロールが上がる」という因果関係が明らかになっていない**のです。

PREVENTIVE MEDICINE

44

牛乳は体にいい、悪い？
前立腺がんリスクが高い人は注意

卵の次は牛乳です。牛乳はカルシウムが非常に豊富に含まれており、健康によさそうな飲み物に見えます。しかし、脂肪分が多かったり、細胞のがん化につながるといわれる「ＩＧＦ－１」という成分が多く含まれていたりと、カルシウムのメリットだけでは語れない側面もあります。

「牛乳とがん」について調査した論文も数多くあります。

例えば、「前立腺がん」について言えば、42か国で牛乳と前立腺がんとの関係を調べた論文では、**「牛乳と前立腺がんによる死亡リスクには密接な関係があった」**という結果になっていました。いくつかの論文で同様の結果が示されており、残念ながら前立腺がんと牛乳には関係があると言えるでしょう。[※67,68]

しかし、「牛乳は飲まないほうがいい！」とは言い切れないのです。牛乳と大腸がんとの関係を調査した分析では、**牛乳が大腸がんのリスクを減らす**結果が出ています。[※69]さらに、100万人以上の参加者を対象にした牛乳と乳がんに関しての分析では、**牛乳を含めた乳製品は乳がんのリスクを下げる**だろうという結果も出ています。[※70]

一方で『New England Journal of Medicine』という世界的に著名な医学雑誌に掲載されたハーバード大学の「milk and health」という総説論文でも、「食事バランスがとれていない人にとって、牛乳は栄養源としてよいかもしれない。しかし、普段から気を配っている人にとっては飲むメリットはあまりないだろう」とされています。

牛乳に関して現段階で言えるのは、**「前立腺がんの家系の人は牛乳を避けたほうがよさそう」**となります。

卵や牛乳のようにデータ上はっきり決着がついていない食品については「あまり考えすぎず、過剰な摂取はしないようにする」のが最適解です。

食事は「総合点」が一番重要です。はっきりしない食品を気にするのではなく、他項で紹介した「食べたほうがよい・悪い食事」を念頭に置いたほうが病気の予防効果は期待できます。

PREVENTIVE MEDICINE

45

男性の老化現象を食い止める！
前立腺肥大には「大豆」が効く

前立腺肥大症は、**60歳以上の男性の2人に1人以上がなる**といわれています。いわば「老化現象」ともいえる病気で、具体的な症状は次のとおりです。

- 残尿感が消えない
- トイレが近くなり、毎日尿意のせいで夜中起こされてしまう
- 尿意はあるのになかなか出ない、または逆に何回もトイレに行ってしまう

前立腺は、尿をためておく膀胱と尿の通り道になる尿道の間の脇にある「栗の実程度の臓器」です。加齢とともに大きくなり、卵レベルの大きさになると膀胱や尿道を

刺激し、症状を引き起こします。あまりに大きくなるとレーザーや電気メスを使って前立腺を削ることもあります。**放置すると急におしっこが出なくなり、強烈な腹痛が起きる**こともあり、そのときはおしっこの通り道を作るために、「尿道カテーテル」という管を陰部から入れる処置を行うこともあります。

また、およそ1万3000人のアメリカとヨーロッパのデータを対象にした研究では、「前立腺肥大がひどくなればなるほど勃起不全などの性機能障害のリスクが上昇する」という結果が出ました。[※71] 排尿以外にも弊害があるのです。

前立腺肥大の予防法と注意点

まずは**「大豆製品の摂取」**です。豆腐、納豆、きなこ、みそといった大豆を使った食品にはポリフェノールの一種である「イソフラボン」が含まれ、この成分が前立腺肥大の予防効果があるのではないかとされています。[※72]

前立腺が大きくなる仕組みとして、実は男性ホルモンである「テストステロン」が関係しています。テストステロンは、前立腺の内部で「5αリダクターゼ」と呼ばれる酵素によってジヒドロテストステロン（DHT）と呼ばれるホルモンに変換されます。この**DHTは男性の薄毛に作用し、前立腺を肥大させる**こともあります。DHTは男性の生殖器を形作る作用もあり、必要なホルモンなのですが、中高年男性にとっては「悪玉男性ホルモン」と呼ばれることもあります。

大豆に含まれるイソフラボンは、このDHTや変換する酵素（5αリダクターゼ）の働きを抑える役割を持っています。

イソフラボンは、「女性ホルモン」のエストロゲンに構造が似ており、エストロゲンの受け皿である「エストロゲン受容体」にはまり込むので、**女性ホルモンのような役割を果たします。**この作用で男性ホルモンの働きが抑えられるわけです。

しかし**「前立腺がんが進行している人」には逆効果**の可能性があります。4万3000人の日本人を対象にした研究では、大豆やイソフラボンを多めに摂取していた人は、前立腺がんの死亡リスクが上がったというデータがあります。※73

まだマウスによる動物実験の段階ですが、「イソフラボンがエストロゲンのような作用だけでなく、男性ホルモンのような挙動を示すことがある」という結果も出ています。今後の研究に期待したいところですが、現状は「大豆製品（イソフラボン）の摂取は、前立腺肥大の予防にはよいが、前立腺がんが進行している場合は控えたほうがいい」と覚えておいてください。

イタリアの研究では、**穀物と肉類を多く食べていた人は前立腺肥大になりやすく、野菜と豆類を多く食べていた人は前立腺肥大になりにくい**というデータがあります。[※74]

他にも「玉ねぎとニンニクを多く食べていた人には前立腺肥大の発症が少なかった」というデータも存在します。[※75]

日本人にとって穀物の量を減らすというのは少し難しいかもしれません。しかし野菜を多めに食べ、肉の量を少なくするのは実行可能でしょう。大豆食品をしっかり摂取することに加えて、「野菜多め、肉少なめ」の食生活も心がけておきましょう。

また、生活習慣病の予防も欠かせません。世界では**「前立腺肥大症は結局メタボリックシンドロームの一種ではないのか？」**という概念が提唱されています。[※76]

高血圧、肥満、糖尿病など、この類の生活習慣病は「交感神経」を刺激します。体をどんどん活性化させ、緊張状態にしてしまうのです。前立腺の筋肉も緊張し、それが前立腺肥大につながっているのではないかという説があります。

生活習慣病の改善には後述の「レジスタンス・トレーニング」が有効です（296ページ参照）。定期的な運動も欠かさないようにしましょう。

PREVENTIVE MEDICINE

46

体にいいサプリメントは2つだけ
オメガ3脂肪酸、葉酸

「サプリメントは本当に効くのか？」という質問もよくいただきます。

さまざまな研究がされていますが、それらをまとめ、24のサプリメントの健康への影響を評価した総説論文では、**「ほとんどのサプリメントは飲んでも飲まなくても健康への影響はあまりなかった」**という結果が出ています。[※77]

カルシウムとビタミンDの合剤に限って言えば「脳卒中のリスクを上げる」という結果も出ており、ジョンズ・ホプキンス大学の医師がまとめた論文では、ビタミンEを多量に摂取する習慣のある人で死亡率が上昇したという報告があります。[※78]

栄養について熱心に勉強し、「ビタミンCは抗酸化作用があり、活性酸素を抑制する」などの知識をお持ちの人はこの結果に釈然としないかもしれません。

サプリメントが効かない理由

知っておいてほしいのは、**「現代の医学では、成分ごとに何が体によいのか悪いのかが、細かくは解明されていない」**という事実です。

サプリメントのように成分ごとに抽出されたものを摂取しても健康効果は表れないのですが、例えばナッツ、コーヒー、ヨーグルトといった食品に関しての研究では、その健康への「差」は明確に表れます。

「野菜が体によい」「果物が体によい」という論文は数多く出ているものの、医学的に「なぜよいのか」をこと細かに語れる段階ではないのです。成分を過信しないほうがいいですし、そして現代の医学をあまり過信しないほうがよいと考えます。

ビタミンのサプリメントを「なんとなく体によさそうだから」という理由で摂取するよりも、**地道に野菜や果物を摂取するほうが費用対効果は高い**です。

驚きの健康効果

しかし一方で、健康効果を認められたサプリメントもわずかですが、存在します。

まず**「オメガ3脂肪酸」**のサプリメントです。DHA、EPAのほうがなじみがあるかもしれません。総説論文の中では、オメガ3脂肪酸は**心臓病のリスクを下げる**という結果になっています。[※79] オメガ3脂肪酸は「魚に多く含まれる油成分」で、悪玉コレステロールを下げる効果が証明されています。豊富に含まれる「魚」を定期的に摂取する習慣がなく、摂取機会が少ない人にとっては健康効果が期待できるでしょう。

また**「葉酸《ようさん》」のサプリメントも脳卒中のリスクを下げる**と報告されています。[※80] 葉酸とはビタミンB群の一種です。ほうれん草や海苔に多く含まれている成分です。

葉酸は妊婦にとってはなじみ深いものです。胎児の脳や脊髄のもととなる「神経管」を作るのを助ける役割があり、摂取量が不足していると「神経管閉鎖障害」という奇形の原因になることがあります。

こういった胎児の発達異常を避けるために、妊婦はサプリメントで葉酸を摂取し、胎児の分までカバーすることがあります。オメガ3脂肪酸と葉酸のサプリメントに関しては利用してみる価値はあるでしょう。

後述しますが「骨粗しょう症のリスクがある人」にとってはビタミンD単独のサプリメントが効果的な場合もあります（246ページ参照）。

PREVENTIVE MEDICINE

47

寿命を延ばす最強の食事習慣
食事は「総合点」で考える

ここまでさまざまな食事や飲み物の健康効果について解説してきました。

特に生活習慣病がある人は、自分の病気に効果のある食習慣が気になることでしょう。次ページの図14のように病気と一対一対応でまとめることもできます。

もうお気づきの人も多いと思いますが、特定の病気に「だけ」効果がある食品は少ないのです。**「体によい食べ物」は複合的な理由で体によい作用を及ぼします。**病気ごとに区切って対策をする意義は少ないかもしれません。

そのため病気と一対一対応で考えるというよりは、現段階のデータとして出ている「体によいとされている食習慣を全体的に増やし、悪いとされている食習慣を減らす」ことが健康的な食事習慣の結論になります。

図14 【症状別】体によい食べ物

高血圧

果物、チョコレート、減塩食

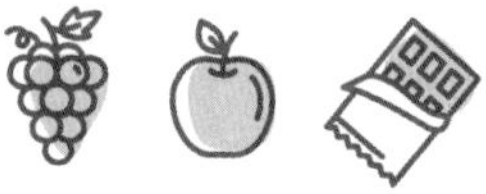

糖尿病

全粒穀物、果物、野菜、地中海食

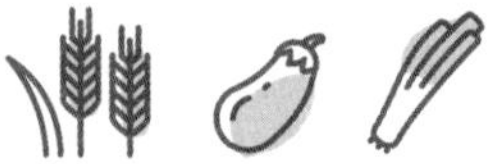

脂質異常症 （コレステロール値が高い人）

緑茶、ナッツ、魚

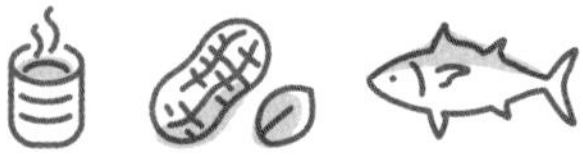

高尿酸血症 （尿酸値の高い人）

コーヒー、ヨーグルト

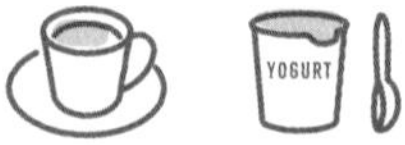

健康戦略
血液、尿、臓器
がん
食事
生活習慣
メンタル
病気とのつき合い方

大切なのは「継続」すること

そして正しい知識を身につけたうえで重要になるのが「継続できる」調整をしてあげるということです。

例えば、特にこだわりなく目玉焼きにベーコンを載せる習慣がついている人だったら、「ベーコン（加工肉）が大腸がんのリスクを上げるという事実を知ったうえで、ベーコンをやめてみる」などいかがでしょうか。

大好きな焼肉を我慢するよりも、**「こだわりのない部分」の食事習慣を変えてあげるのが継続しやすい**です。

今回紹介した食事習慣を完璧に守ろうとして、ストレスをためながら100点にする必要はありません。何より**低糖質ダイエットのように「続かない」ことが多い**ので、長期的に考えるとメリットがなくなってしまいます。

現状のあなたの食生活の中から変えられそう、続けられそうな部分を1つ1つカスタマイズしていくことが、将来の病気のリスクを最大限に低下させることにつながります。ぜひ「最強の食事と予防医学」の知識を生活にとり入れてみてくださいね。

PREVENTIVE MEDICINE

CHAPTER

5

病気を遠ざける
科学的な生活習慣

実は「運動はすればするほどよい」「睡眠はとればとるほどよい」わけではありません。健康寿命を延ばすための「生活習慣の正解」について解説していきます。

PREVENTIVE MEDICINE

48

ドカ食いは寿命を縮める
隠れ糖尿病の「血糖値スパイク」に注意！

あまり噛まずに一気に食べるのは医学的によくありません。血糖値が急激に上がるためです。食後に血糖値が急上昇することを「血糖値スパイク」と呼びます。

「なぜ血糖値スパイクが有害なのか」は糖尿病のしくみが関係しています。

まず、糖尿病になり高血糖状態が続くと「活性酸素」と呼ばれる有毒な物質が生まれ、血管にダメージを与えます。そしてこの状態が続くと、血管がどんどんボロボロになるので、「抗酸化物質」が用意され、血管をガードします。※1、2

一方、糖尿病でない人に血糖値スパイクが起こると、**普段の血糖が正常な分、血管の「準備」ができていないため、一方的に血管が傷つけられてしまいます。** 糖尿病の人の場合でも、抗酸化物質が用意されているとはいえ、血糖値スパイクが起こるのはもちろん望ましくありません。つまり、**糖尿病の人であれ、糖尿病予備軍であれ、正常な人であれ、血糖値スパイクは有害**なのです。

前述しましたが、糖尿病の本質は「おしっこに糖分が多く含まれること」ではなく、「血管が傷つくこと」にあります。むしろ糖尿病ではなく、「血管ボロボロ高血糖病」といった名称のほうが適切かもしれないくらい、血管との関わりのある病気なのです。

糖尿病の指標になる「HbA1c」は2~3か月の血糖値の平均値です。極端な例を出すと、血糖値が一定して100の人と、0から200を行ったり来たりして平均して100の人では、HbA1cの値は同じです。

もし食後の血糖値が高く、普段の血糖値はそれほど高くない場合はHbA1cが正常範囲になり、血糖値スパイクに気づかないこともあります。それゆえ、**血糖値スパイクは「隠れ糖尿病」**とも呼ばれています。

「食後の血糖値」が体に及ぼす影響

食後の血糖値については興味深い論文があります。ヨーロッパの2万人の市民に行われたDECODE試験では、「食後の血糖値」と「空腹時の血糖値」とを比べた結果、**「空腹時の血糖値が高い」ことより、「食後の血糖値が高い」ほうが病気や死亡のリスクが高まる**ことがわかりました。[※3]

また日本でも、山形県の舟形《ふながた》町の約3000人の住民を対象にした研究では、空腹時の血糖値と心臓病のリスクとの関係は証明できませんでしたが、食後の高血糖は心臓病のリスクと明確に関連していることが示されました。[※4]

このように「食後の高血糖は体によくない」というエビデンスが出ています。健康診断の採血検査では「空腹時」の血糖を測るのでこのリスクは見逃されやすいのです。空腹時血糖が正常なだけでは安心できません。

ドカ食い防止の具体的な方法

ドカ食い防止のためには30回咀嚼《そしゃく》法を試してみてください。咀嚼（食べ物を嚙む）の回数を増やせば自然とドカ食いは防止できます。満腹感を感じやすくなり、食事の量が減る効果も期待できます。[※5] また5万7000人の日本人を対象にした研究でも、**「ゆっくり食べる人は早食いの人よりメタボになりにくい」**という結果が出ました。[※6]

もし30回が難しくても、「継続できる範囲で嚙む回数を決め、それを習慣づける」ことを目標にしましょう。

また、「食べる順序」によっても対策をとれます。カギは野菜です。

「野菜を先に食べて炭水化物を後に食べた場合」と「炭水化物を食べてから野菜を食べた場合」の血糖値の変化を観察した研究では、**野菜を先に食べたほうが食後の血糖値の上昇や、長期的な血糖コントロールが改善した**という結果が出ました。[※7] そして野菜なしのメニューよりも野菜を白米とともに摂取すれば食後の血糖値の上昇を抑えられるという論文も存在します。[※8]

そして40歳を越えたら「食事は必ず完食しなければいけない」という思い込みを捨ててください。例えば、中華料理店でチャーハン定食を注文したとします。チャーハンの量が多く、まだ3分の1ほど残っているものの、もうお腹はいっぱいです。

無理に完食しようとするのはやめましょう。**食事量が多いと、血糖値は上がります。腹八分目のほうがいい**です。

「お米には7人の神様がいる」といったような「ご飯を残すのは悪だ」といった教育を受けてきた人も少なくないと思います。しかし、神様もきっとあなたが食べすぎて生活習慣病になり寿命が縮まることを望んでいないでしょう。

PREVENTIVE MEDICINE

49

糖尿病予防にも効く
歯周病を遠ざける知識と習慣

40歳を越えると、約半数の人が「歯周病」にかかっていると言われています。[※9]

歯周病は進行すると歯がぐらついたりしますが、最初は歯茎が腫れたり歯磨きで出血したりするくらいです。明確な症状が出ず、そして静かに進行していくことが多く、**とても気づきにくい病気**です。

歯周病が体に与える悪影響

しかし歯周病を放置すると、多くの合併症を引き起こします。まず、心筋梗塞などの心臓病リスクを上げると言われています。[※10] 口の中は血管が豊富なため、歯周病の原因となる「歯周病菌」が口の中の血管から全身の血管に巡り炎症を引き起こします。

結果、動脈硬化を進行させ、心筋梗塞などのリスクを上げると考えられています。

さらに糖尿病とも密接な関係があります。歯周病菌は体に炎症を引き起こし、体内で血糖値をコントロールしているホルモン「インスリン」のパフォーマンスを低下させるので、血糖値が上がってしまうのです。[※11]

糖尿病になると免疫機能が低下しますので、今度は糖尿病が原因で歯周病が悪化するという最悪の循環に陥るケースもあります。

逆に、**歯周病の治療をすることで血糖値が下がり、糖尿病のコントロールが良好になる**ケースもあります。[※12] 他にも、血管の炎症によってアルツハイマー型の認知症のリスクが上がるとも言われています。[※13]

歯磨きだけでは不十分！

歯周病にならないための予防として、丁寧な歯磨きが最も重要なのは言うまでもありません。しかし、細かい部分の汚れをとり切るのは歯磨きだけでは難しいです。

フロスや歯間ブラシといった細かい汚れをとるための道具を併用しましょう。

またそれでも歯周病を１００％予防できるわけではないので、早期発見・治療のためには定期的な歯科への通院も欠かせません。歯周病が存在しないかどうか確認する必要もありますし、衛生士に歯垢（プラーク）を除去してもらうことが歯周病予防にもつながります。できれば**半年に1回、最低でも1年に1回は必ず行く**ようにすると安心でしょう。

歯周病は口の中だけでなく、脳、心臓、血管といった全身のトラブルを引き起こす恐ろしい病気です。「半年に1回の歯医者の受診」「フロス・歯間ブラシの使用・丁寧な毎日の歯磨き」を徹底して行い、歯、そして全身を守りましょう！

PREVENTIVE MEDICINE

50

座りすぎると早死にする
貧乏ゆすりの意外すぎる健康効果

新型コロナウイルス蔓延の影響で「テレワーク」「在宅勤務」といった働き方が当たり前のものとして受け入れられるようになりました。実は、あまり喜ばしくない未来を示唆する研究データが既に半世紀も前に出ているのです。

座りすぎると早死にする

1950年代、ロンドンでは2階建ての「ルートマスターバス」という赤いバスが誕生しました。当時は自動券売機などないので、バスを運転する運転手さんの他に、車掌さんが1人で切符を切る作業をせわしなく行っていました。

その光景を見たモーリス博士という研究者は、当時のイギリスで死亡者の最も多かった病気である心筋梗塞について、「2階建てのバスの中をあくせく往復していた車掌と、ずっと座っている運転手とではどちらが多いのか?」を研究し始めたのです。その結果、なんと**車掌より座りっぱなしの運転手のほうが心筋梗塞になる割合が高かった**のです。[※14]

この研究をきっかけに「座りすぎはもしかすると体によくないのではないか」という仮説のもと、世界各地でさまざまな論文が発表されました。

日常的に運動をしないで座っている時間が8時間以上の人は死亡率が約60%上昇したという論文があります。[※15] また、座っていたり寝転んだりする時間にほぼ比例して死亡リスクが上がったという論文も存在します。[※16] 世界的にも「座りっぱなしは寿命が縮まる」という結論になっています。

なぜ座りっぱなしは体に悪い?

座っていることがメインの生活を英語では「セデンタリー・ライフスタイル」と呼びます。さまざまな弊害があり、きわめて体に悪い生活様式だとされています。

産業医としても、在宅勤務が始まってから「糖尿病の人のHbA1cの数値が急激に悪化、もしくは新たに糖尿病になる人が増えた」という印象を持っており、危機感を抱いています。

また座っているときは、人間の体で最も大きい筋肉である「大腿四頭筋」をほぼ使いません。この筋肉を長時間使わないと、**血糖値をコントロールしているインスリンの効きが悪くなり、血糖値が下がりにくくなる**という説があります。

貧乏ゆすりは体にいい？

「筋肉に刺激がない状態は体に悪い」ということを示唆したイギリスの研究があります。[※17]約1万2000人を対象に、貧乏ゆすりの多い女性と少ない女性を比較したところ、**「貧乏ゆすりが少ない女性の死亡リスクが上がった」**という結果が出ました。

ある意味では、迷惑にならない範囲で「デスクワークの多い人は貧乏ゆすりをしたほうがいい！」と言えるかもしれません。

在宅勤務の人は何らかの埋め合わせをして帳尻を合わせる必要があります。その選択肢として**オススメしたいのが「スタンディングデスク」の導入**です。

スタンディングデスクとは、立って仕事をするために普通より作業スペースが高い

位置にある机です。さまざまな人の身長に合わせるため、多くは昇降式になっていま
す。立って仕事をすることで、**大腿四頭筋に刺激を与えられますし、カロリーの消費
という意味合いにおいても効果的**です。
実際に北欧の国々ではこの「立って働く」「立って会議をする」という文化が根付
いています。GoogleやFacebookなどシリコンバレーの大企業でも、スタンディン
グデスクが積極的に導入されています。
また日本でも楽天、アイリスオーヤマといった企業で導入が進んでいます。在宅勤
務の人は健康への投資として購入を検討してください。
**デスクワークをしつつも30分に1回は立ち上がる、もしくは家のまわりをぐるっと
1周するなどの習慣をつけるのも有効**でしょう。
どうしても座位でのデスクワークを余儀なくされる人は、「運動をしっかりとり入
れることで座りっぱなしの害を相殺できるだろう」という研究結果もあり、運動で座
りっぱなしの害を打ち消してあげましょう。[※18] 次の項では40歳を越えたら確実にこなし
ておいたほうがいい運動量の目安を紹介します。

PREVENTIVE MEDICINE

51

40歳を過ぎて運動しないのは致命的
早歩きで1日8000歩を目指す

運動以上に体によい習慣はありません。「高血圧」「糖尿病」「肥満」「大腸がん」「閉経後女性の乳がん」「うつ病」「骨粗しょう症」「認知症」などなど、多くの病気の予防に効果があります。

運動というと、「ランニングパンツを穿いて走る」「ジムで筋トレをする」とイメージするかもしれませんが、そこまでする必要はありません。

1日たった15分運動をするだけで、運動量0の人と比べて死亡リスクが14%も減ったというデータもあります。[※19]

「高額な人間ドックを受け、食材にこだわっているのに運動をまったくしていない」という状況は、予防医学的には本末転倒といえます。

運動の中で最もとり組みやすいのが「ウォーキング」です。ポピュラーなのが、通勤や買い物などを含め1日に歩いた歩数を計測する方法です。**歩数は8000歩を目標**にしてください。アメリカの約1万5000人の女性を対象にした研究では、「およそ8000歩までは歩けば歩くほど寿命が延びた」というデータが出ています。ただし**8000歩を超えてからは大きな変動はありません**でした。[※20]

それでも8000歩と言われると不安を感じるかもしれませんが、安心してください。生活スタイルにもよりますが、**通勤したり、食事に出かけたりするだけで3000〜4000歩**くらいは稼げます。スマートフォンの多くには歩数計が搭載されているので、1日の歩数を確認してみてください。

この歩数に「最寄駅の1駅前で降りて、歩く」「買い物には車で行かず、歩く」といったひと手間を加えてあげれば8000歩に到達するでしょう。

歩くと健康になるメカニズム

人間の心臓は加齢とともに硬くなり、動きが悪くなります。しかし**運動をすることで、全身に血液を送り出している「心室」という部分に筋肉がつき、心臓の働きもよ**

くなります。「運動をすると心肺機能が向上する」とよく言いますが、こういった原理で心臓のパワーアップにつながります。歩くことで滑らかに拍動し続けるみずみずしい心臓をキープしましょう。

また、心臓の機能がいったん落ちた人にも運動は非常に有効です。心不全の患者さんを集めて行った研究では、定期的に運動した人々はそうでない人々と比較して心機能が改善していたというデータもあります。[※21]

運動は「心臓の劣化を防ぐ」という意味合いにおいて、あらゆる人にとって非常に重要です。歩数だけでなく、「歩速」も同じくらい重要になってきます。同じ歩数でも、歩く速さによって体への影響が変化することが研究からわかっています。

早歩きの健康エビデンス

例えば、日本でも「中之条研究」という調査で歩く速度と健康との関係が調査されました。この研究は、群馬県中之条町に住む全住民5000人を対象に、約15年もの年月をかけて生活習慣と健康との関係性を調査したものです。**「中強度」の運動を20分以上行うことで生活習慣病予防に効果的だった**という結果が出ています。[※22]ちなみに、中之条研究でも8000歩の歩行の重要性がとり上げられています。「中程度の運動」と言われてもピンとこない人が多いでしょう。より数値化した指標を紹介します。それは「METs（メッツ）」と呼ばれる運動の強度を表す単位である医学用語です。

座って何もしていないときが1メッツ、ジョギングが7メッツ、そして「中強度」に該当する運動は3〜5メッツです。

ウォーキングで考えると、「普通に歩く」のが3メッツ、「やや速めに歩く」運動がだいたい3・8メッツと言われています。何も意識せず歩くより、意識して少し速めに歩いたほうが効果は期待できるでしょう。**「隣の人とギリギリ会話できないくらいのスピード」**を目指してください。

ちなみに、新型コロナウイルスに感染したときも普段の歩くスピードが速い人のほうが重症化しにくかったという論文も出ています。[※23] この因果関係はまだ不明ですが、速く歩く人は生活習慣病になりにくく、心肺機能が鍛えられていることで重症化リスクを軽減できた可能性があります。

PREVENTIVE MEDICINE

52

「太っていないのにコレステロール値が高い……」
脂質異常症と糖尿病は遺伝しやすい

「太っていないし、乱れた生活を送っているわけでもないのに、健康診断の度にコレステロールの数値が高いといわれる……」

こんな人は生活習慣ではなく「遺伝子」に問題がある可能性があります。

ＬＤＬコレステロールは、余分にたまってくると肝臓のＬＤＬ受容体という場所で破壊され、数値が上がりすぎないようになっています。

しかし、一部の人は遺伝子変異によりこのＬＤＬ受容体がうまく機能しません。そのため「生活習慣に問題がないのにコレステロール値が高い」といったことが起こり得ます。

この状態は**「家族性高コレステロール血症」**という病名で診断される、れっきとした「病気」です。日本人の500人に1人以上が該当するとされています。
この「家族性高コレステロール血症」の状態になると、若いうちから心筋梗塞や脳梗塞のリスクが上がりますので、早い段階での投薬治療が必要になります。

糖尿病も遺伝要素が強い！

コレステロールだけでなく、糖尿病も遺伝子の要因が大きいのです。糖尿病は大きく分けて1型（すい臓のインスリンを出す細胞が壊される病気）と2型（生活習慣の乱れにより、インスリンの働きが低下する病気）の2種類があり、2型の糖尿病に関しては遺伝による影響が大きいです。ちなみに**糖尿病患者の9割はこの2型**です。

東京大学や大阪大学などが共同で行った研究では、日本人を含む東アジア人の7万7000人の遺伝子を解析し、183の遺伝子領域が2型の糖尿病と関係していることがわかりました[※24]。

人間の体内では血糖値が上昇すると「インスリン」というホルモンがすい臓から分泌され、このインスリンの働きによって血糖値が下がるしくみになっています。しかし、**遺伝子の影響により血糖値の下がり具合が変わることで、2型糖尿病になりやす**

い人、なりにくい人がはっきり分かれるのです。

脂質異常症や糖尿病は生活習慣病と言われ、あたかも「怠け者がかかる病気」と見られがちですが、実際には遺伝子という**「生まれつきの条件」に影響される病気**です。残念ながら、人間は生まれながらに平等ではなく、「遺伝子」の違いで病気のリスクに関してはそれぞれスタート地点が異なってくるのです。

残念ながら、遺伝子は変えられない

遺伝子を入れ替えることは現代の医学では不可能ですし、**両親や祖父母に糖尿病や脂質異常症のある人は同じ生活習慣病になる遺伝子を継承**している可能性があります。

もしそういった遺伝子の素因がある場合は、遺伝子によるハンディキャップを受け入れ、普段の生活習慣を他の人より意識する必要があります。

「スタチン」と呼ばれる種類の脂質低下薬や血糖値をコントロールする薬がありますので、異常値が出たら早めに病院に行くようにしてください。

一方で、DTC遺伝子検査というビジネスが日本で話題になることがあります。口腔内の組織など、体の一部を採取し、その遺伝子を解析し生活習慣病のなりやすさを判断するというものです。

「自分の遺伝子を丸ごと解析する」、非常に近未来的で胸が躍るのは共感できるのですが、残念ながら、**DTC遺伝子検査の精度は確立されていません。**※25 医療者からすると「占い程度」の検査です。

現に、アメリカではDTC遺伝子検査の妥当性が証明できないとして実質的に検査は禁止されています。アメリカで禁止されたシワ寄せもあってか、日本での「遺伝子ビジネス」は過熱しています。

「遺伝医療」の今後には大きな期待が集まるものの、現段階ではエビデンス的に有益とされる遺伝子解析の方法は確立されていません。まずはシンプルに**「両親の持っている病気には注意を払う」**を徹底してください。

PREVENTIVE MEDICINE

53

睡眠不足も寝すぎもダメ
科学的な「理想の睡眠」は7時間

睡眠は健康の要です。産業医面談では必ず何時間眠れているかを確認するのですが、「よく眠れている」と答える人でも、4、5時間と返ってくることもあります。

睡眠の正解は何時間なのでしょうか。まず、**「睡眠が6時間以下だと体に悪い」**というのはさまざまな研究ですでに決着がついています。

睡眠時間が6時間未満の人は高血圧や糖尿病のリスクが上がったという分析があります。[※26] 高血圧などの生活習慣病がある人の1600人の睡眠時間を調査した結果、6時間未満ではがんや心筋梗塞の死亡リスクが上がったというデータもあります。[※27]

睡眠時間が短くなると、食欲を抑えるホルモンである「レプチン」の分泌量が少なくなり、食欲を増進させる「グレリン」の分泌量が多くなります。その結果、太りや

すくなるという説も存在します。[※28]

努力すればショートスリーパーになれる？

3〜4時間寝るだけで体力を回復できるショートスリーパーについてですが、近年の研究で「遺伝」による影響が大きいことがわかっています。

ショートスリーパーの遺伝子を解析すると、DEC2遺伝子、ADRB1遺伝子に突然変異が起きていることが判明したのです。[※29、30]

そしてこの**ショートスリーパーの遺伝子を持った人々に関してさえ「短時間の睡眠を続けても健康に害がない」とは証明されていません。**ましてや通常の遺伝子を持った人が3時間睡眠を続けるのは断じてオススメできません。

短時間の睡眠で済ませたい気持ちはわかりますが、健康面で考えると非常にリスクが高い行動といえますので止めてください。

10万人の日本人の睡眠時間の統計をとった論文でも、**「睡眠時間が7時間より短ければ短いほど寿命が縮まる」**というデータが出ています。[※31]

女性の場合は「4時間未満の睡眠時間の人は7時間睡眠の人に比較して死亡率が約

健康戦略
血液、尿、臓器
がん
食事
生活習慣
メンタル
病気とのつき合い方

2倍に跳ね上がった」という結果も出ています。

では逆に「寝すぎ」はどうなのでしょうか。

約10万人の日本人を対象にした研究では、**「8時間以上睡眠をとっている人は、7時間睡眠の人より寿命が短かった」**というデータが存在します。[※32]

この研究に関していえば、年齢や生活習慣病など、何か体に悪影響を及ぼす原因が存在していて、その影響で睡眠時間が長くなっているのか、長い睡眠時間そのものが体に悪さをしているのかの因果関係は判明していません。しかし、「寝なすぎ」ほど健康に悪くはなさそうです。

現段階では「寝なすぎは寿命が縮まるリスクが上がるし、寝すぎもその可能性はある」という結論になります。睡眠の結論として、最も寿命が長かったとされるのはだいたい「7時間」の睡眠になります。また睡眠の質に関してはさまざまな議論がされており、下記が効果的といわれています。

睡眠の質を上げる工夫

- 寝る1・5時間前に入浴をして深部体温を上げる。入浴後、深部体温は下がり続け、

皮膚体温（体の表面の温度）との差が縮まることで入眠しやすくなる
●寝入りのお酒は1杯までにする（飲みすぎると睡眠の質が下がる恐れがあります）
●スマホを寝る直前にいじらない。スマホを寝る前にいじると脳が昼間だと錯覚し、睡魔を誘う「メラトニン」というホルモンの分泌量が減ってしまう（寝床にスマホがあるとどうしても触ってしまうので、充電をリビングでする習慣をつけると効果的）
●起床時は太陽の光を浴びて体内時計を調節する

自分に合った方法を試してください。睡眠の質も担保しつつ、理想の睡眠時間である「7時間睡眠」を目指して生活リズムを整えるようにしましょう。

PREVENTIVE MEDICINE

54

耳が聞こえにくい人、友達が少ない人は要注意 認知症の12の予防方法

予防医学にとっての最後の関門が「認知症」です。世界中で毎年およそ1000万人もの人々が認知症に罹患していると言われています。[※33]

認知症自体で死亡することはありませんが、食事がとれなくなる、「むせ」による誤嚥《ごえん》性《せい》肺炎になりやすくなる、転倒して骨折しやすくなる等の複合的な要因で、**発症からの生存期間は7〜10年**と言われています。[※34]

何より大切な家族とのコミュニケーションがとれなくなってしまうことが多く、晩年の充実した時間を過ごすためにも、認知症予防には力を入れたいところです。

近年では、認知症予防に効果的な対策はある程度整理されてきています。2020年、医学誌『Lancet』は、「認知症のリスクとなる12種の原因の対策を打つこ

とで、認知症を最大40％予防できる」と発表しました。[※35]
この12種の原因とは「教育」「難聴」「高血圧」「肥満」「喫煙」「うつ病」「社会的孤立」「運動不足」「糖尿病」「過度の飲酒」「頭部外傷」「大気汚染」です。

生活習慣病になると、認知症になる？

意外なのが生活習慣病と認知症の関係です。生活習慣病が動脈硬化と関連しているのは先述の通りですが、当然脳の血管にも影響を及ぼします。

脳の血管が詰まって麻痺が起こる脳梗塞が起きなくとも、**無症状の「無症候性脳梗塞」**が知らず知らずのうちに起きることがあります。徐々に脳に満足に血流が送れない状態に変遷し、**認知症に移行**する場合があります。この状態を「脳血管性認知症」と呼び、アルツハイマー型の認知症の次に多いと言われています。

つまり高血圧、糖尿病があれば認知症になりやすくなりますし、たばこを吸う人もたばこ自体の影響＋動脈硬化の影響で認知症になりやすくなります。

また、12種の原因の中で興味深いのが**「難聴」**です。

やはり脳は五感から刺激を受けているので、聴覚からの情報が入ってこなくなると

健康戦略
血液、尿、臓器
がん
食事
生活習慣
メンタル
病気とのつき合い方

脳の劣化が始まってしまうようです。

「耳が遠い?」と思ったらやっておくこと

中年期の聴力の低下は、脳の中で記憶を司る「海馬」や「側頭葉」の萎縮につながっているという論文も存在します。[※36] 難聴による認知症対策は補聴器です。**補聴器の使用が認知機能の低下を緩やかにする**とされています。[※37]

自分、もしくは両親が「少し耳が遠くなったな」と感じたら年のせいにしてはいけません。耳鼻咽喉科で聴力検査をお願いしてみましょう。

補聴器が必要な状態であれば、認知症のリスクを下げるためにも極力早めにつけたほうがいいでしょう。

もう1つ興味深い項目が「社会的孤立」です。社会的孤立とは端的に言えば「他人との関わり」が希薄になってしまう状態です。

81万人のデータを対象にした分析では、**独身者や配偶者を亡くした人は、結婚している人よりも認知症リスクが高かった**というデータがあります。[※38] 1万人を対象とした ロンドンの追跡調査でも、友人などとの関わりが少ないほど認知症になりやすかった

という結果が出ています。[※39]

パートナーの存在は認知症予防にプラスに働きます。もし1人暮らしだとしても、時間を共有できる友人とのやりとりを欠かさないようにするのは、非常に有効な認知症予防法と言えるでしょう。

ちなみにこの12種の原因に「食事」と「睡眠」が含まれていません。しかし先述したように地中海食が認知症のリスク低下につながったデータもあります。

60分以上の昼寝に注意！

また「睡眠」に関しては、北欧の研究で9時間以上の睡眠で認知症のリスクが増加したというデータがあります。[※40] 日本でも福岡県久山町《ひさやままち》の住民を対象に行われた研究で、**「5時間未満と10時間以上の睡眠時間のケースで認知症リスクが上昇した」**という結果も出ています。[※41]

認知症予防の観点からも先述したように7時間程度の睡眠がオススメです。ちなみに「昼寝」も認知症との関係が研究されていて、**「60分以内の昼寝はアルツハイマー型認知症のリスクを下げたのに対し、60分以上の昼寝はリスクを高めた」**という論文もあります。[※42] またアメリカで2500人の高齢者を対象にした研究では、「昼寝の時間が長いほど記憶力の低下が認められた」という結果が出ています。[※43] 昼寝は1時間までにしておくのが無難かもしれません。

脳トレは認知症予防に効果的？

また認知症予防として脳トレを実践されている人は多いです。脳トレに関しては、正常な脳をより活性化させたという論文は存在するものの、**明らかな認知症予防効果は証明されていません。**[※44] 正常な脳を活性化させる（ゼロからプラス）のと認知症（マイナスからゼロ）を予防するのは似て非なるものです。

認知症予防としては、運動や食事など、普段の生活習慣病対策に加え、「耳の聞こえが悪くなったらすぐ耳鼻科に行く」「定年後も友人との友好関係を保つようにする」といった対策が有効です。紹介した「12種の原因」を1つでも多く潰しておきましょう。

PREVENTIVE MEDICINE

55

サウナ健康法は本当に効果がある？
腎臓を傷つけるNG行為とは？

サウナは現在ブーム真っただ中で、巷では「サウナー」と呼ばれるサウナ愛好者たちがサウナ布教を行うなど、かなりの盛り上がりを見せております。

サウナに入り水風呂に入るという行為を繰り返し、休息したうえで到達する「ととのう」という境地。これを一度味わうとサウナから抜け出せなくなるといいます。

では「健康」という点ではどうなのでしょうか。まず「健康によさそう」と言えそうな論文はいくつか存在します。

まずは認知症との関連性です。1万4000人のフィンランド人を対象に行われた研究では、月に9～12回サウナを利用する人は4回以下の人と比較して認知症のリスクが少なかったという結果が出ています。※45 またフィンランドの2000人の男性を対象にした研究でも、サウナに入る頻度が高いほど認知症やアルツハイマー病のリスクが低下したというデータも存在します。[※46]

こちらもフィンランドの研究で、男性1600人を対象に高血圧とサウナとの関係を調べたものでも、サウナに入る頻度が高いほど高血圧リスクの低下と関係していました。[※47] さらに2000人の中年男性を対象にした研究でもサウナは心臓病や死亡リスクの低下と関連が認められました。[※48]

健康によさそうなデータはあるのですが、一概に鵜呑みにはできません。それは**「サウナ関係の論文はほとんどがフィンランド発信である」**ためです。

そして、フィンランドのサウナと日本のサウナは大きく異なります。

日本の多くのサウナは「乾式サウナ」といって温度が70〜100度と高く、湿度が20%程度と低いのが特徴です。一方、フィンランドは「湿式サウナ」です。日本とは逆に、温度は40〜50度と低めで、湿度は100%に近いです。

日本とフィンランドでは特徴が逆なので、異なった影響を人間の体に及ぼす可能性があります。加えて日本の乾式サウナで気をつけるべき点は「脱水」です。**水分補給なしに長時間サウナに入ると、腎臓に大きな負担がかかります。**

腎臓の機能が低下する「急性腎不全」の原因は大きく分けて3つあります。腎臓自体に炎症が起こるなどの「腎性」、腎臓と膀胱の間の尿管が詰まってしまい起こる「腎後性」、脱水で腎臓に血液が行き渡らなくなって起こる「腎前性」の3つです。脱水により3つ目の「腎前性腎不全」になる可能性があります。

「サウナから出て、すぐに水を飲めば大丈夫」と思われる人もいるかもしれません。しかし、**一過性の腎前性腎不全が腎臓の「尿細管」の障害につながる**という論文も存在します。[※49] 腎臓に少しずつダメージが蓄積していく可能性があるのです。

また脱水の状態になると血液中の「水分」が減るため、血液が濃縮し、**脳梗塞や痛風、尿管結石の発作リスクが高まります。**

西城秀樹さんもサウナ中に脳梗塞を引き起こしましたが、その際に水分摂取をしていなかったとの説もあります。

「日本のサウナは健康効果が期待できる」と言える根拠はありません。とはいえ、サウナで汗をかくのは気持ちよく、ストレス解消につながるのは間違いありません。水分補給をしっかり行い、楽しみながらサウナを利用してもらえばいいでしょう。

PREVENTIVE MEDICINE

56

禁煙成功のポイント
「たばこは病気」という事実を受け入れる

「たばこは百害あって一利なし」と言われますが、この表現は正確ではありません。「密度の高いクローズドなコミュニケーションがとれる」「緊張を緩和できる」「気分転換ができる」といったメリットがあるからです。

しかし、そのメリットに対してデメリットが圧倒的に多すぎます。次ページの図15のように、喫煙はあらゆる病気という病気に影響を与えます。

たばこに含まれるニコチンには血管を収縮させる作用があります。高血圧の原因になり、また歯茎の血管も収縮させるので、歯茎に酸素が行き渡らず、細菌が繁殖して歯周病が起こることもあります。加えて、インスリンの効きを悪化させ、「アディポネクチン」と呼ばれるインスリンの作用を助けるホルモンの分泌量が減少するため、

図15　たばこのデメリット一覧

- **がんリスク増加**
（肺がん、食道がん、咽頭がん、口腔がん、すい臓がん、胃がん、肝臓がん、膀胱がん etc）
- **たばこ病、ぜんそくリスク増加**
- **生活習慣病の悪化**
（高血圧、糖尿病、脂質異常症、メタボリックシンドローム）
- **骨粗しょう症の進行**
- **歯周病の進行**
- **腹部大動脈瘤の進行**
- **更年期の早期発来**

糖尿病のリスクも上がります。

たばこに関しては「ここまで体に悪影響を及ぼす生活習慣はない」と言い切ってよいため、厳しい政策がとられています。

２０１０年、たばこ税・価格の引き上げがあり、健康増進法の改正により２０２０年からは屋内での喫煙は原則禁止となっております。喫煙者に対する逆風も相まってか、国内に約１４００万人いる喫煙者のうち、**約４人に１人が「たばこをやめたい」と思っている**そうです[※50]。

そして巷では「禁煙法」に関する書籍も多く、喫煙者はあの手この手を使って禁煙にトライするものの、挫折する人も少なくありません。

ニコチンには麻薬と同じくらいの依存性がある

禁煙がうまくいかない人にお伝えしたいのは「たばこを吸う＝病気である」という考え方です。この概念を理解してもらうことがとても大事だと考えています。

この現象の根っこの部分は**ニコチンに対する脳の「依存症」**です。たばこを吸うと、ニコチンは脳の「腹側被蓋野《ふくそくひがいや》」という場所にあるニコチン受容体に結合します。

この際、「ドーパミン」「ノルエピネフリン」といった神経の伝達物質が分泌されます。すると、**喫煙者の脳内ではニコチンがある状態が当たり前**になってしまうため、脳がこういった伝達物質の分泌を「ニコチン任せ」にしてしまいます。

その状態で急に禁煙してニコチンがなくなると、人任せにして怠け癖のついた脳は十分に神経伝達物質を分泌できなくなります。そのせいで頭痛がする、イライラする、落ち着かないといった「離脱症状」が起きてしまうわけです。

事実**ニコチンは違法薬物のヘロインやコカインと同じくらい依存症になりやすい**です。[※51] たばこの有害性を踏まえて本来ならば法律で禁止するレベルなのですが、ここまで全体に広まったものをいきなり禁止にすると混乱を招く可能性が高いため、まずは前述したような禁煙対策で喫煙率の低下を狙っているのです。

禁煙外来での治療とは？

薬物と同レベルで依存性が高いものに対し、自分の意志で逃れようとして、うまくいかなければ「自己責任」で諦めてしまうのは賢い選択とは言えません。

禁煙が難しければ、「病気の治療」のために禁煙外来に行くことをオススメします。禁煙外来では、**一定の条件を満たせば「保険診療」でリーズナブルな治療を受けることができます。**

従来のニコチンガム、ニコチンパッチといった少量のニコチンが含まれたものを吸収しつつ、怠け癖のついた脳に「リハビリ期間」を与える治療も効果的です。また治療法も時代に合わせて変化しています。

なんと2020年12月からは初めて「禁煙アプリ」の処方が保険適用になりました。医師が薬や湿布などと同じ感覚でアプリを処方できるようになったのです。

ニコチンガムやパッチが「体の依存」をほぐす目的である一方で、CureApp社の製作した禁煙治療アプリではチャットを使用して離脱症状への対策をしたり、禁煙状況を記録したりすることで**「心の依存」をほぐしていく**ものです。このアプリを併用することで半年後の禁煙の継続率が約64％に上昇したというデータもあります。[※52]

こういったデータをもとに、「薬と同じ、またそれ以上の価値があるから、3割負担で済む保険診療として扱おう」という方針になり、認可が下りたのです。

心と身体の両面からの適切なサポートを受けて、「自分だけ」でがんばらないことが禁煙の最大のコツとも言えるでしょう。

加熱式たばこ、電子たばこは？

ちなみに、普通のたばこをＩＱＯＳ（アイコス：加熱式たばこ）に半年間替えると善玉コレステロールの数値がよくなったという論文もあり、**「加熱式たばこは、普通のたばこよりはよさそう」**というデータが出ています。[※53]

また、電子たばこに関してはまだ長期的なデータが出ていないものの、電子たばこにより重症の肺炎が引き起こされた例が確認されています。[※54]

いずれにしろ、**加熱式たばこも電子たばこもまだ安全性はわかっていません。**

まずは「たばこをやめられないことは病気である」という事実を受け入れ、他の病気と同様、自分の力だけでなんとかできるものではないと認識してください。

PREVENTIVE MEDICINE

57

寝たきりにつながる「骨粗しょう症」

日光を15分浴びて親子2世代で予防！

健康寿命を延ばすためには「骨粗しょう症予防」は超重要です。「急性期病院」と呼ばれる24時間救急車を受け入れている病院で日常茶飯事に見られる光景として、次のようなストーリーがあります。

「骨粗しょう症により骨がもろくなっている↓転倒などで骨折し救急搬送↓入院で筋力が落ちる↓退院後、車いすや寝たきりになってしまう」

たった1回の転倒・骨折により、自分の足で自立して生活できる「健康寿命」を失う可能性があるのです（特に「大腿骨」という股関節を支える骨が折れやすいので、

健康戦略
血液、尿、臓器
がん
食事
生活習慣
メンタル
病気とのつき合い方

注意が必要です)。

厚生労働省の統計でも、日本で介護が必要になる原因のおよそ2割が骨粗しょう症を代表とする「関節疾患」、あるいは「骨折・転倒」になっています。[※55]

女性が気をつけるべき理由

そもそも骨粗しょう症とは、加齢や食習慣によって「骨密度」が低下してしまう病気です。年齢を重ねるごとに誰もが意識するべきですが、特に注意してほしいのが**「生理が終わった後の女性」**です。

人間の体の中には骨を作る役割を持った「骨芽《こつが》細胞」と、壊す役割を持った「破骨《はこつ》細胞」の2種類が存在し、両者のチームプレーで骨の新陳代謝が成立しています。

しかし、破骨細胞のほうは放っておくと骨を壊しすぎてしまうという悪質な特性があり、「監視役」が必要になります。

女性の場合は**卵巣から分泌されている「エストロゲン」というホルモンが監視役となって破骨細胞をコントロール**しています。しかし生理が終わり「閉経」の状態を迎えるとエストロゲンの分泌量が一気に落ちてしまうのです。

このため破骨細胞を上手にコントロールできなくなり、骨がもろくなりやすくなるのです。他にも閉経後はＬＤＬコレステロールが上がりやすくなり、更年期障害の症状が出るといった弊害もあるのですが、とにかくまず「骨粗しょう症」に注意してください。

１日15分、日光を浴びよう

日々の生活で第一に気をつけるべきは「日光を浴びること」です。日光を浴びると、紫外線と皮膚で反応が起こり、ビタミンＤが作られます。ビタミンＤには腸からのカルシウムの吸収を促進する作用があるのですが、不足していると、**腸が上手にカルシウムを吸収できず、骨がもろくなってしまいます。**

紫外線は浴びすぎると皮膚がんの原因となるなど、ネガティブなイメージが強いのですが、骨粗しょう症予防のためには「適度に日光を浴びる」のは非常に重要になります。また紫外線はガラスを通過しないので、**ガラス越しの日光では意味がない**ことも知っておいてください。[※56]

時間について明確な基準は決まっていないものの、成人では約６００ＩＵのビタミンDが必要とされています。マイアミとボストンの研究ですが「400IUのビタミンDを合成するのに、正午に5分程度日光を浴びる必要がある」というデータがあります。[※57]1日15分ぐらい日光を浴びておけば十分でしょう。

食事のポイントとして、ベジタリアンの方はビタミンD不足に陥りやすいです。**ビタミンDは魚類、キノコ類、卵などに含まれており、野菜にはほとんど含まれておりません。**菜食限定の生活をしていると、ビタミンDをまったく摂取できない場合もあります。

食事で摂取できない場合は？

もし日光を長期間浴びられなかったり、食事からまったく摂取できなかったりするようなら、確実にビタミンD不足になります。それで放置するくらいなら、**サプリメントのビタミンDを摂取**しましょう。前述したように、一般の人にはあまり効果が期待できないビタミン系のサプリメントも、まったく摂取できない人にとっては非常に有益なものになり得ます。

加齢とともに骨密度が低下していくのは避けられません。「高齢者」にとっては

「骨粗しょう症検診」も非常に有効です。

骨粗しょう症検診は市区町村から無料のクーポン券が発行されることもあります。また、近くの内科や整形外科などで受けることもできます。検診で骨粗しょう症を発見することができれば、骨を強くする薬を内服する場合もあります。

国際骨粗しょう症財団（International Osteoporosis Foundation）では、**65歳以上の女性と70歳以上の男性はマストで「骨密度測定」を推奨**しています。※58 女性のほうが骨粗しょう症になりやすいので若い年齢に設定されているわけです。

骨粗しょう症は親子2世代にわたって注意をしていくことで健康寿命を延ばし、幸福度の高い生活を保つ助けになります。

自らの足で歩ける時間を1日でも長くするために、例えば「15分家族で外を散歩する時間を作る」など、親子で気をつけていってください。

PREVENTIVE MEDICINE

58

メリット大だが、あまり知られていない！
高齢者が打つべき2つのワクチン

「高齢者に大きなメリットがあるのに、意外と知られていないワクチン」が存在します。それは**「肺炎球菌《はいえんきゅうきん》ワクチン」「帯状疱疹《たいじょうほうしん》ワクチン」**です。

肺炎球菌とは、体に侵入すると肺炎を起こす細菌です。症状が悪化すると肺から血液まで菌がまわる「菌血症《きんけつしょう》」という状態になり、約3人に1人が亡くなるといわれています。高齢者にとってまさに致命的な感染症です。

この肺炎球菌に対するワクチンが日本では「23価肺炎球菌ワクチン」と「13価肺炎球菌ワクチン」という名称で2種類承認されています。

まず23価のほうは「高齢者向けワクチン」として日本では**2014年から定期接種**となっております。65歳以上、もしくは60～65歳未満で心臓等に持病がある人は、料金の全額、または一部が公費で賄われます。

一方、**13価は定期接種としては「小児向け」のみ**となっており、日本では主に子供の感染を予防する目的で接種されています。欧米では、「13価のワクチンを子供の定期接種に加えたことで高齢者の感染も減った」というデータが出ています。[※59]

肺炎球菌は子供の鼻やのどに常在していることが多い菌なので、「おそらくワクチンによって子供から高齢者への感染が減った影響ではないか」といわれています。

日本人についてのエビデンスがまだ出揃っていないため、現段階では高齢者に対しては**「任意接種」**になっています。

両方打つのがベスト

一方、アメリカの予防接種委員会（ＡＣＩＰ）では早々に高齢者に対して23価、13価両方のワクチン接種を推奨しています。つまり、13価のワクチンは海外では期待できるものとして扱われているのです。

エビデンスが揃っていて、定期接種になっており、安価で、明らかに打ったほうがいいのは23価です。13価のワクチンもある程度の費用はかかりますが、感染したときの重症化リスクの高い「持病のある人」は打つべきであると考えています。

この2つのワクチンの「定期接種か任意接種か?」以外の大きな違いとしては、まず「持続期間」があります。

23価のワクチンの持続期間は5年間なので、5年おきに接種をする必要がありますが、**13価の持続期間は一生**です。1回打てばそれで終了なので、13価のほうが楽です。

また、肺炎球菌は93種類あるのですが、対応できる数も異なります。23価なら名前のとおり23種類ですし、13価なら13種類です。13価のほうが対応できる数が少なくなりますが、よく感染する種類の肺炎球菌はカバーできています。

医者の立場としては「どちらも長所短所があるので、両方打つのが無難ですよ」が結論です。持病のある人は60歳から接種できる場合もありますが、基本的には65歳からの接種になります。ご自身や親御さんが該当する場合はぜひ接種しておきましょう。

帯状疱疹ワクチンを打つべき理由

高齢者にオススメのもう1つのワクチンが「帯状疱疹ワクチン」です。多くの人が小さいときに「水ぼうそう」にかかったと思いますが、あの水ぼうそうの原因の「水疱帯状疱疹ウイルス」をおさえるワクチンです。

このウイルスは、症状が治ってからも「神経におとなしく潜伏する」という特性があります。

宿主（人間）が高齢となり、**免疫機能が低下した際に再び活性化する**ことがあるのです。このときは小さいときにかかった水ぼうそうとは違い、「帯状疱疹」という体や顔の一部の神経に沿った赤い発疹として出現します。顔に出ると目の周囲に感染し失明することがあり、**脳へ直接感染する**こともあります。

さらに厄介なのが「帯状疱疹後神経痛」と呼ばれる後遺症です。発疹がおさまってからも神経の痛みが継続することがあり、**一生神経痛に悩まされる**ケースもあります。

しかしワクチンを打つことで、ウイルスに対する免疫機能を強くし、再活性化のリスクを下げたり、罹った際に後遺症の神経痛の頻度を下げたりすることができます。カリフォルニア大学の研究でも、「高齢者がこの帯状疱疹ワクチンを打って発症率が約半分になり、後遺症の神経痛も約60％抑えることができた」というデータがあります。[※60]

人間であれば加齢による免疫機能の低下は避けられませんので、誰でも帯状疱疹の

図16 2つの肺炎球菌ワクチンの違い

23価ワクチン		13価ワクチン
広い	カバー範囲	やや狭い
ある	抗体を作る能力	とても強い
ない	免疫の記憶	ある
5年あける	スケジュール	生涯1回
65歳以上、または2歳以上でリスクが高い人	接種対象	65歳以上、生後2か月～6歳の小児
65歳以上、もしくは60歳～65歳未満で持病のある人 ※市区町村によって異なる	助成対象	なし
13価ワクチンに比べるとやや安価	価格	やや高価

リスクは存在します。50代から発症率が上がってきますので、50歳を越えたらぜひ打ってほしいワクチンです。

基本的には内科のクリニックで接種できますのでご相談ください（HIVなどの免疫不全者などは接種できませんので、お含みおきください）。

PREVENTIVE MEDICINE

59

「昭和生まれ」は必ず打つべし！ 風疹ワクチンのメリット

２０１２年から２０１３年に風疹が大流行しました。風疹とは、風邪や新型コロナと同じウイルスの感染症です。罹患した際は「発熱」「顔から手足にかけて赤いぶつぶつが出現」「首のリンパ節が腫れる」などの症状が出ます。

ですが、風疹の最も恐ろしいポイントはそういった症状ではありません。むしろ症状自体は軽症でおさまることが多いのです。

ではなぜ話題に上り、注意喚起される機会が多いのか。それは**「妊婦が感染すると高確率で胎児に心臓の奇形や難聴、白内障といった後遺症を引き起こす」**からです。これを「先天性風疹症候群（ＣＲＳ）」と呼びます。

恐ろしいことにＣＲＳは、妊娠しているかわからない「妊娠初期」に感染すると、後遺症が出る確率が高まります。妊娠4週以内に感染すると、なんと**50%以上の確率で胎児にCRSが起こる**といわれています。

2013年の大流行の際もそうだったのですが、風疹は「ある世代」を中心に感染が広がる傾向にあります。

それは「昭和生まれ世代」です。これは昭和の環境がどうとか、食べていたものが違うといった話ではなくて、明確な理由があります。

昭和生まれはワクチン接種できなかった?

現代では、風疹ワクチンは「MRワクチン（麻疹風疹ワクチン）」という名称で、基本的に幼少期に「定期接種」されます。

しかし、この風疹の**定期接種が本格的になったのは「平成生まれ」の世代から**です。昭和生まれ（正確には昭和62年10月1日以前に生まれた人）は定期接種の機会がなかった、もしくは接種率の低かった世代になります。

そのため、風疹の流行時も昭和生まれの世代でワクチン接種を受けていない人々は次々と罹患していきました。

風疹は「昭和生まれ世代」が最も警戒しなければならない感染症なのです。そしておそらく、多くの人にとって「小さいとき風疹にかかった」「風疹ワクチンを打った」という記憶はないはずです。

もし打っていたとしても、**2回打つことで副作用が出るといった事例は報告されていません。**「記憶がない、わからない」のであればぜひ打ってもらいたいワクチンといえます。

次の風疹の大流行がいつ起こるかわかりません。早め早めに手を打っていきましょう。昭和生まれ世代に風疹の抗体検査・ワクチンの無料クーポン券を配布している自治体があります。詳しくはお住まいの自治体にお尋ねください。

小さな命を守るためにも、自分の身を守るためにも、そして何より風疹を撲滅するためにも、ぜひ風疹ワクチンを打っておきましょう。

PREVENTIVE MEDICINE

60

ビタミンCと抗生物質に注意！
ヤブ医者を見極める2大ポイント

「よい医者とヤブ医者の見分け方はありますか？」という質問をよくいただきます。ここでは「適切な治療・処方があるかどうか」で考えてみましょう。

まず前提として、「これが絶対正しい」と言い切れる処方は多くありません。医者は各学会が出している「ガイドライン」という治療指針を基準にすることが多いものの、最終的な判断は医者にゆだねられています。しかし、明らかにおかしい処方や治療を勧めるケースは存在し、そのケースを2つ紹介します。

①ビタミンCの点滴療法が診療メニューにある

コロナ禍の時代に「ビタミンCの点滴で免疫力を上げる！」といったうたい文句で

ビタミンC点滴を勧めているクリニックが散見されます。また「ビタミンC点滴で風邪が治る」「がんにはビタミンC点滴が効く」と吹聴している医者もいます。

少なくとも現段階で「ビタミンCの点滴で風邪を引きにくくなる」と証明した論文はありません。フィンランドのヘルシンキ大学公衆衛生学の約1万人を対象に行われた研究によると、ビタミンCのサプリメントを飲んだ人の「風邪の治り」はわずかに早かったものの、**ビタミンCの摂取が風邪の予防につながったというデータは確認できません**でした。[※61] 当然ながら、がんの治療に関しても明確な有効性が示された論文は皆無です。

そして、このビタミンCの点滴は「保険診療」になっていません。保険診療は一定の効果が論文で証明されないと採用されず、現段階では保険診療の認可が下りていません。**「自費診療」**になるため、患者さんにとっては高額なお金が持ち出しになり、一方でクリニックは経営的に非常に助かります。

②風邪で毎回抗生物質を処方される

知識をアップデートしていない医者に多いのが「抗生物質の濫用」です。子供に多い溶連菌感染などの「細菌」は別として、風邪の原因の大半は「ウイルス」です。

抗生物質は正式には「抗菌薬」と呼びます。抗菌薬は菌の細胞構造を破壊したり、増殖を邪魔したりする作用を持っており、いわば細菌を殺すために作られた薬です。つまりウイルスにはまったく効きません。

細菌とウイルスの違いはシンプルです。**細菌は自分で勝手に増殖して生きていけるのに対し、ウイルスは人間など他の生物に寄生しないと生きていけません。**また、ウイルスより細菌のほうが約10倍大きかったりと、生物としては別物です。

かつては「風邪なら抗生物質」という文化があったのかもしれませんが、風邪に対し機械的に抗生物質を処方する医者は知識の更新を怠っている可能性があります。風邪の原因は80~90%がウイルスです。抗生物質が有効なシチュエーションがそもそもかなり少ないのです。

新型コロナを超えるパンデミック

また抗生物質は「腸内細菌」という腸の中のよい細菌を殺します。下痢の症状を引き起こす場合もありますし、デメリットのほうが大きいでしょう。

そして最も重要なのが「耐性菌」の問題です。**細菌は抗生物質に耐えられるように自身の性質を変化させていきます。**

耐性菌が恐ろしいのは「耐性菌に対して効果のある薬がなくなり、医療現場で何もできない」状況になることです。

新型コロナの流行初期、「薬がない感染症」のすさまじい恐怖・絶望は記憶に新しいでしょう。新型コロナは「ウイルス」であり、感染初期は専用の「抗ウイルス薬」が用意できなかったことが問題になりました。

細菌の場合は、いま存在する「抗菌薬」がすべて効かなくなってしまう事態が懸念されています。例えば、抗菌薬の最終兵器と呼ばれる「カルバペネム」という抗菌薬がありますが、この**カルバペネムの攻撃すらガードする耐性菌も出現**し始めています。現在、米国疾病予防センター（ＣＤＣ）が警鐘を鳴らしています。

この「悪魔の耐性菌」のような菌が大流行してしまったら、いつともわからぬ新薬の開発を待つことになるでしょう。そして、その間多くの犠牲者が発生するため、新型コロナ以上の恐怖に世界が包まれるかもしれません。

PREVENTIVE MEDICINE

61

物事を無理なく続けるには？
最強の生活習慣を維持する3つのコツ

予防医学にもとづいた「最強の生活習慣」を紹介してきました。では最後に、習慣を継続させるための考え方を3つ紹介します。

①現在の生活習慣にプラスアルファする

1つ目は「現在の生活習慣にプラスアルファする」です。年齢を重ねれば重ねるほど、人の生活にはそれぞれの流儀のようなものがこびりついて固まります。新しい習慣を身につけるハードルはだんだん高くなっていきます。

そこでオススメなのが「既存の習慣に新しい習慣をなじませる」という方法です。

例えば**ラジオを聴く習慣のある人は、そこにウォーキングをプラスアルファ**して

「ラジオを聴きながらウォーキングする」と決めます。既に存在した「ラジオを聴く時間」をそのまま利用するだけなので、新たに時間をとる必要はありません。

読書習慣のある人は、「徒歩で喫茶店まで行く」という習慣をプラスアルファすれば、運動量を確保することができます。

0から新しい習慣をねじ込むのは難しく、長続きしません。現状の生活にうまくフィットさせてあげましょう。

②目標を一段階下げる

2つ目は「目標を一段階下げる」という考え方です。

「体重を5kg減らす！」や「毎朝30分ランニングする！」など、いきなり高いハードルの目標を設定したことはありませんか。目標設定が高いと挫折する可能性が高くなります。

むしろ**ズボラな目標を設定したほうが、とり組みを習慣化できます。**

例えば「禁煙」を目標としている喫煙者であれば、「禁煙をする」ではなく、「禁煙外来に行く」を目標にしてみましょう。

行くだけでＯＫなのです。予約して、当日外来に行くだけなのでそれほどハードルは高くありません。禁煙外来に行けたら、目標達成した自分をほめてあげましょう。

こうした成功体験の繰り返しで目標達成の可能性が高まります。自分の意志にかかわらず、禁煙補助薬の力で禁煙を成就させられるかもしれません。

効果があるとはっきりしている方法なら「過程」をこなすだけでＯＫとしましょう。何事も気楽なほうが確実に習慣化しやすいです。

③一緒にがんばれるパートナーを作る

３つ目は「一緒にがんばれるパートナーを作る」という考え方です。

ジョギング、筋トレ、プチ断食などなど、「健康にいい」とわかってはいるものの、１人で習慣づけるのはなかなか難しいです。だからこそＲＩＺＡＰのような自己管理を委託する有料サービスは存在します。

ただしお金を払って誰かが管理してくれる「非日常」はずっと続くわけではありません。契約期間が終了したら、そこから先の**「日常」では自分で自分を管理していかなければなりません。**有料サービスはあくまで「きっかけ作り」にすぎないのです。

習慣をキープするにはパートナーがいたほうが心強いでしょう。

声をかけるのは勇気がいるかもしれません。しかし「1人で続けられない」という悩みを抱えている人は多いので、家族・友人などに呼びかけてみると意外にあっさり見つかるかもしれません。

大切なのは「続けること」

重要なことなので何度でも言いますが、生活習慣の知識は「知識」として学んだだけではまったく意味がありません。

大切なのは、**小さなことでいいので「習慣化」すること**です。

家の周りを1周する、座る時間を5分減らすといった小さな習慣でも、継続できれば大きな健康資産として返ってきます。

本を読んで満足せず、何か1つでいいので実践してみてください。

PREVENTIVE
MEDICINE

CHAPTER 6

太く長く生きるためのメンタルケア

在宅勤務や長時間残業、多様化する働き方の中では「自分で自分の機嫌をとる」というスタンスが欠かせません。メンタル不調にならないための考え方・方法を紹介します。

PREVENTIVE MEDICINE
62

「うつ病かも？」と思ったら？
2つの質問ですぐチェック！

日本では、うつ病患者の受診率は約2割です。[※1]**「自分ではうつ病と気づかない」**ま**たは「エネルギーが足りず病院に行けていない」という人がおよそ8割も存在**してお り、大きな問題となっています。

一方アメリカには、かかりつけ医に気軽に相談できる「家庭医」というシステムがあります。「アメリカの家庭医は、うつ病患者の64%を問診で拾い上げた」というデータもあります。[※2]

高齢になってくると「認知症」とうつ病の区別をつけるのが非常に難しくなることもあり、これもうつ病の早期発見を妨げる原因となります。

うつ病はたとえるなら**「脳の充電切れ」**です。ストレス・疲労など何らかの原因で脳がエネルギー不足を起こし、意欲や思考力の低下を引き起こします。

うつ病は「心のかぜ」と形容されることが多いですが、必ずしも適切ではありません。風邪のように自然に治ってしまうものもあれば、重症の肺炎のように投薬と長期間のケアを必要とするものもあり、本当にさまざまです。

うつ病患者が自殺する理由

日本のうつ病の発症率は世界的に見て高いわけではないのですが、自殺率が高いのが問題となっており、「うつ病→自殺」という最悪の転機を防ぐ必要があります。

「うつ病になると、冷静な判断ができなくなる」と言いますが、より具体的に表現すると**「目に見える選択肢が少なくなる」**です。

例えば、ブラック企業での仕事やパートナーとの性格の不一致がうつ病の原因であれば、客観的に見れば「仕事をやめる」「パートナーと別れる」という選択肢が存在します。しかしうつ病には「人の視野を狭める」という特徴があります。「仕事をやめる」「パートナーと別れる」といった本来とるべき選択肢が見えなくなり、最後に自分の視野の中に残るのが「自分で自分の命を絶つ」なのです。

うつ病を早期発見する方法が研究され、試行錯誤の結果として、非常にシンプルな方法が誕生しました。それが「ＰＨＱ―２」です。これは半月以内の状況として、

①何ごとにもほとんど興味がなく、楽しくない
②気分が重かったり、憂うつで絶望的な気持ちになったりする

この２つの質問に「はい」か「いいえ」で答えるというシンプルなものです。

次ページの図のようにスコアリングするやり方もあれば、もっとシンプルに①か②のどちらかに「はい」がついた時点で陽性とする場合もあります。

何の変哲もない質問のように思えますが、単純な割に**非常に精度が高く**[※3、4]、**重要な要素を凝縮した質問**といえます。

注意点としては**「ＰＨＱ―２が陽性＝うつ病」とは言い切れない**ところです。「メンタルクリニックを受診して細かい話を聞いてもらったほうがいい段階」というイメージでとらえておいてください。

ＰＨＱ―２は「精神科医ではない医師が、うつ病のサインをレシーブして、しっか

図17 うつ病のスクリーニングテスト

Q. 最近2週間に以下のような問題がどのくらいの頻度でありましたか？

	まったくない	数日	2週間の半分以上	ほぼ毎日
① 何ごとにもほとんど興味がなく、楽しくない	0点	1点	2点	3点
② 気分が重かったり、憂うつで絶望的な気持ちになったりする	0点	1点	2点	3点

2つの質問への合計点が3点以上の場合、陽性と判定します

り精神科医にパスする」という目的で活躍しています。

特別な技術は不要なので、むしろ一般的に広まってもいい方法だと考えています。もちろん最終的には医者の判断が重要なので、少しでも気になることがあれば病院に行ってください。

うつ病は「脳のエネルギーが枯渇している状態」であり、本人にまっとうな判断ができない場合があります。**周囲の人間からのアプローチも必要**です。

自分の気分が落ち込んだとき、または近くに気分が落ち込んだ人がいるときには「ＰＨＱ－２」のチェックをオススメします。

PREVENTIVE MEDICINE

63

自分のメンタルを守る方法①

他責思考、無責思考をとり入れる

メンタルは「何が起きているか」よりも「どう感じるか」の問題が極めて大きいです。**とらえ方を変えるだけで、気持ちを上向きにできます。**

責任感が強くギリギリの状況で過ごしているみなさんには「他責思考」や「無責思考」を強くオススメします。

「誰の責任なのか?」をよく考える

他責思考とは、「責任の所在は最終的に誰なのか」を冷静に考え、**自分の背負うべき荷物を最小限に減らす考え方**です。『嫌われる勇気』で一躍有名になったアドラー心理学の「課題の分離」という概念に近いものです。

例えば、重大なプレゼンでミスをしたとします。準備は完璧にしており、原因は寝不足。寝不足の原因は上司に深夜の3時まで飲みに付き合わされたことでした。あなたに翌日重大なプレゼンがあると知っていたにもかかわらず。

責任感が強い人ほど「自分の自己管理能力が低いせい」「コンディションが悪くても優秀な人はミスをしない」などと抱え込みます。

しかし、プレゼンのミスは明らかに上司の共感力・想像力不足によるものです。頭の中では責任は上司にぶん投げて、あっけらかんとしていましょう。

真面目な人は無責思考をとり入れる

次は無責思考です。これは「自分はやるべきことをやりぬいた。後は野となれ山となれ」という、**過程を重視して結果にとらわれない考え方**です。

例えば新型コロナウイルスの蔓延期に、不織布のマスクを鼻までしっかりして、手洗いうがいに努め、人との接触も極力避けていた人がコロナに罹患したとします。

自責思考の人は抱え込んでしまいがちですが、十分な対策をしたうえで蔓延期にコロナにかかってしまうのは明らかに誰の責任でもない＝「無責」です。こうやって責任の分離の作業をしていくと、純粋な自分の責任である要素は意外と少ないものです。

自分で自分の機嫌をとってあげる

自分の機嫌のとり方が上手な人はこの「責任の分離」がうまいので、過剰なストレスを貯めこまないのです。

さらに、本来自分の責任ではない、余分な要素を排除することもできます。純粋な自分の成長につながる要素を抽出し効率よく成長することができますので一石二鳥です。あなたにとっても、会社にとっても共通して重要なのは**「メンタルの調子を維持して、ベストなパフォーマンスを発揮する」**ことです。

大前提として「完全無欠、清廉潔白」な人間など誰一人としていません。ミスや過ちがあれば、反省する要素だけ反省すればいいのです。その後は余分なプライドや完璧主義を捨て、ミスを忘れてしまいましょう。もうそれで自分のご機嫌とりは「完璧」ではないでしょうか。

PREVENTIVE MEDICINE

64

自分のメンタルを守る方法②
「貢献感」を意識的に強くする

責任感と並んで重要なのが「貢献感」です。こちらもアドラー心理学の言葉で、「他人のために役立っていると主観的に思う感覚」のことです。

「自分は会社に何の成果も残せていない」「自分は家族に必要とされていない」

貢献感の低い人が陥りがちな思考回路ですが、冷静に考えてみると現実をとらえきれていないことがほとんどです。貢献感の低い人は**「目に見える成果を出したり、人にほめられたりすることが人間の価値だ」と考えがちですが、このような考え方はすぐ改めてほしい**です。

例えば、あなたは仕事の物覚えが悪く、先輩につきっきりでやり方を教えてもらっているとします。こんなとき「自分はなんてダメなんだろう。先輩の時間を奪ってしまった……」と悲観してしまう人も多いでしょう。

しかし、先輩にとっては「人に教える」というアウトプットの機会になり、思考整理に「貢献」しているという考え方もできます。もし先輩が教えたがりの性格であれば、承認欲求を満たすという「貢献」ができていることになりますね。

もしかしたら「こんな自分勝手な考え方は自分にはできない」と思われるかもしれませんが、まったく問題ありません。

上司の機嫌や会社のタスクより大切なもの

自分のメンタルを壊してまで優先することなど、この世にはありません。最優先で調整すべきは上司の機嫌や会社のタスクでなく**「あなたの心」**です。

受動的な貢献感も意識して、自分を認めてあげるクセを習慣づければ、少しずつ貢献感は高まっていきます。

責任感や貢献感は、あなたの「主観」で決まります。

「責任感」を弱めて「貢献感」を強めることで、自分の心の不調を「予防」してあげましょう。後ろめたいことは何もありません。

PREVENTIVE MEDICINE

65

「体のストレス」はなかなか表に出ない
月55時間以上の残業に要注意！

メンタルに関して言えば、調子を崩してしまう原因の多くは「ストレス」です。しかしストレスという概念を正確に理解していないと、気づかないうちに「体」まで蝕まれてしまう場合があります。ストレスは、大きく分けて「心」のストレスと「体」のストレスの2種類が存在します。

心は「敏感」なので精神的なストレスがたまると気分が落ち込んだり、眠れなくなったりして自覚しやすいのですが、**体は「鈍感」です。なかなか症状という形では表れてきません。**

人間には原始時代から備えつけられている機能として、ライオンや象などから身を守るために危険を察知すると「ストレス」を感じます。その際にホルモンや自律神経の調節を司っている脳の視床下部が刺激されます。人間の自律神経である交感神経や副腎に作用し、体を活発にするホルモンの分泌が活性化されるのです。人の体は活動的な状態になるのですが、**その状態が長く続くと活性化した分、血圧を上げる誘因にもなってしまいます。**

一時的な状態であればいいのですが、例えば職場にいる間中ずっと怖い上司が気になって緊張状態が続いたりすると、血圧が上がりやすくなるといわれています。

人生はマラソン。「疲れ」は寿命を縮める

産業医をしていると長時間残業をしている社員さんと面談をする機会が頻繁にあるのですが、「長時間残業をしても苦ではない。むしろよくわからない決まりで残業時間を制限されるほうがストレスだ」という労働意欲の非常に高い社員さんに出会うことがあります。確かに仕事がうまくいっていて、自己肯定感も高まっている人にとっては問題意識を持ちづらいでしょう。

しかし人生は50m走ではなく、42・195kmを走り切るマラソンです。**20〜30代はマラソンに例えれば序盤にすぎませんし、40代でやっと中盤**です。この段階で速度を

上げて飛ばしすぎてしまうと、当然後半でスタミナ切れを引き起こします。

事実、50万人以上のデータをもとにした研究でも、**月の残業時間が55時間を超えた人々は、心筋梗塞や脳卒中のリスクが上昇した**という結果が出ています。[※5] 月80～100時間の残業をしている人はさらにリスクを上昇させる可能性があるでしょう。

残念ながら、残業時間は自分だけでコントロールできないかもしれません。ただし、「がんばりすぎた結果の健康負債は基本的に不可逆なもので、返済できない」という事実は知っておくべきです。

心筋梗塞は一度起こってしまうと、心臓の動きが悪いまま息切れしやすい体質になり、元に戻ることはありません。脳梗塞であれば麻痺が残る場合もあります。

人生100年時代、今後定年が70歳まで延長されることも予想される時代です。「今」に没頭することしか考えず、こうした健康負債のリスクを鑑みないのはビジネスマンとしても避けたいところです。また「月100時間の残業は当たり前」といった価値観の会社に所属している方であれば、自分の人生を長期的に考え、「退職」という選択肢も含め、一度見つめ直してください。仕事に没頭するのは素晴らしいことですが、忙しい中でも**中長期的な健康のリスクマネジメント**を心がけてください。

PREVENTIVE MEDICINE

66

リモートワークでストレスをためない方法

メールの即レスを期待しない

新型コロナウイルス感染拡大の背景の中で「感染拡大」「三密」を防ぐために日本に浸透した新しい働き方がリモートワークです。

この働き方に満足している人がいる一方で、ストレスをためる人も急増し、「うつ」症状が出ている人も少なくありません。

リモートワークでストレスをためない方法を考えていきましょう。

リモートワークによるストレスの最大の原因は、**リモートワークをしても出社と同じパフォーマンスができるという「勘違い」**にあります。

そもそもリモートワークでは、「仕事する自宅の環境」「家族構成」「リモートワークへの慣れ」など、個々人によって仕事環境が大きく異なります。

● 6畳1間でデスクすらないがネットには慣れている新卒社員
● 赤ちゃんの育児も並行して行わなければならない共働きの家庭
● 子どもも自立し書斎でのんびりコーヒーを飲みながら仕事ができるが、ネット会議には慣れていない管理職

まったく状況が違いますし、ストレスを感じているポイントも違います。**共働き家庭では、子どもの状況によってはメール1本返すのも難儀**します。

「想像力」がより求められる

リモートワークでは相手の環境を慮《おもんぱか》る「想像力」が不可欠です。想像する場面が増えるので、対面より一層コミュニケーション力が必要になったと言っても過言ではありません。

リモートワークでは出社に比べて失われている要素がいくつか存在します。代表的なものが「雑談」です。オンライン環境では雑談は起こり得ず、結果として仕事における雑談の重要性を再認識した人も多いでしょう。

この雑談のように「重要だが、リモートワークで失われた要素」をしっかり自覚することから始めましょう。そのうえで、

●業務上、どのようなデメリットがあるか？
●埋め合わせは可能か？

この2点を検討していくのです。雑談についていえば、朝の15分や昼休みを雑談の時間にあてたり、雑談チャットを用意したりと、「とりとめもない話ができる場」を確保している会社もあります。

「会社の意識」を変える

リモートワークでストレスをためないコツは、リモートワークによって生じた「個々人の仕事環境の違い」「失われた要素」を意識し、対応することです。この認識を社員全員が持てていれば、ストレスを減らせるでしょう。

PREVENTIVE MEDICINE

67

睡眠不足でがんばるのはコスパが悪い「プレゼンティーズム」に注意！

「体調が悪い。でも出社しないと会社に迷惑がかかる」

勤勉な日本人はこういった考え方に陥りがちです。しかし、実はこの考え方は自分だけではなく、会社にとっても有益でない可能性があります。

「アブセンティーズム」と「プレゼンティーズム」という言葉を聞いたことはありますか。アブセンティーズムとは英語のabsent（不在）を語源とする言葉で、**「会社を欠勤する状態」**を指します。対してプレゼンティーズムとは出勤はできているものの、**「コンディション不調によりパフォーマンスが落ちている状態」**を指します。

アメリカのダウ・ケミカル・カンパニーを対象に行われた研究では、アブセンティーズムの損失（従業員が休んだことによる損失＋会社負担の医療費）とプレゼンティーズムの損失（従業員の体調が悪く、生産性が落ちることによる損失）を比べたところ、後者の損失のほうが大きかったのです。[※6]

日本ではどうでしょうか。２０００人の企業の従業員を調査した研究では、プレゼンティーズムをスコアリングし、点数が高いほどうつ病や精神病による欠勤率が高かったというデータがあります。[※7]

「調子が悪いから休んだほうがよい」という単純な話ではありませんが、結果的に**会社のコストを増やし、自身のうつ病などのリスクも上げてしまうプレゼンティーズム**には早めに手を打っておく必要があります。

働く本人も調子が優れない状態で仕事をし続けるのは苦痛でしょうし、会社にとってもコスパが悪い。誰も得をしない状況になってしまう恐れがあります。

例えば学生時代の試験勉強でも、睡眠時間を削って1日何十時間も勉強している人より、部活をこなしながらも短時間でも集中して、しっかり睡眠をとって勉強している人のほうが成績がよかった、という光景を見たことはありませんか。

自分の体力を回復させ、病気の予防に気を配りながら仕事を続けていきましょう。

PREVENTIVE MEDICINE

68

うつ、血圧、腰痛に効く！
マインドフルネスのすごい効能

近年、「マインドフルネス」という概念が大きな注目を集めています。目を閉じて自分の呼吸に集中し、浮かんでくる雑念を追い払ったり、歩きながら体の感覚に集中して他のことは考えないようにしたりと、**「普段の生活の中で意識しない部分に集中する」**という方法が一般的となっています。

逆に、朝起きて、朝食を食べて、歯を磨いてといったルーティンは無意識のうちに行われるので、これを「マインドレスネス」と呼びます。

マインドフルネスに本当に健康効果はあるのでしょうか。実はこういった自己集中法については既に多くの研究が行われ、論文化されています。多くの研究でマインドフルネスや瞑想についてはおおむねポジティブな結果が出ています。

まず、うつ病の再発予防に関してですが、マインドフルネスを用いることで、**再発リスクを34％減少させた**という論文が出ています。[※8] またメンタル不調のない人に対しても、ストレス軽減に役立つだろうという結果も出ています。[※9]

血圧を下げる効果も出ている

さらには「血圧」にさえもよい影響を及ぼす可能性があり、瞑想を行うことで収縮期血圧（上の血圧の値）がおよそ4㎜Hgも下がったという研究結果も存在します。[※10]

原理に関してははっきりしていないものの、ストレス負荷を下げることで副腎という臓器から分泌される「コルチゾール」というホルモンの分泌量が抑えられている、という仮説もあります。血圧を下げるのはなかなか難しいので、瞑想だけで血圧が下がったというのは驚きの結果です。

さらには**「腰痛」に対しても効果が示されています。**マインドフルネス瞑想とヨガを日々の習慣にとり入れた人たちは、そうでない人に比べて**約10％腰痛の改善率が上がった**というデータがあります。効果も1年近く持続することが示されており、腰痛にも非常に有効な方法と言えます。[※11]

こういった結果をもとに、アメリカではマインドフルネスは**「医療行為」**として扱われています。また、グーグルなどの大企業では社内研修の一部にとり入れられており、確かな市民権を得ています。

マインドフルネスは5分から10分程度実践するのが有効と言われていますが、繰り返し口を酸っぱくして言いたいのが**「最も大事なのは習慣化すること」**です。

朝起きたとき、寝る前、通勤中など、1日1分でもいいので楽に続けられる形で継続してみましょう。

- **通勤中、自分が「歩いている」行為に意識を向け、他のことは考えないようにする**
- **起きて3分間は、座って自分の呼吸にだけ意識を集中する**

このようなやり方でマインドフルネスをとり入れてみてはいかがでしょうか。

PREVENTIVE
MEDICINE

CHAPTER 7

病気になってからの予防医学

「がんになったら人生は終わり」。そんなことは決してありません。病気になったからこそわかること、できることがあります。病気になってからの予防医学についてお話しします。

PREVENTIVE MEDICINE

69

40歳を越えたら持つべき心がまえ

「病気になる覚悟」を持つ

予防医学は「病気になるリスクを最大限減らす」「病気を早期発見して最悪の事態を防ぐ」知識ではありますが、「絶対に病気にさせない」魔法ではありません。

皆さんに持っておいてほしいのが、「自分や家族が病気になる覚悟」です。

- とうとう検診でがんが見つかってしまった。胃がんだ
- 転移はなかったが、がんは大きい。手術が必要になりそうだ
- 胃の大部分を切除しなければならないかもしれない

これらは40歳を越えたら誰にでも起こり得ることです。アメリカの精神科医キュー

ブラー・ロスは著書『死ぬ瞬間』の中で、次のような趣旨のことを言っています。「人は死を宣告されたとき、目の前の現実を否定し、怒りを向け、何かにすがろうとし、抑うつ状態になり何もできなくなる。その後に現実を受容する生き物である」

人は誰でも病気になる可能性があります。「がんになってしまった。自分の人生はもう終わりだ」といった極端な考えは捨ててください。

病気になってからの人生を充実させる

がんになっても働き続けている人はいます。病気がきっかけで共通の話題を持った友人ができ、人生が豊かになった人もいます。現代では、がんや脳梗塞になった人の仕事の負担を減らし、治療やリハビリをしながら仕事を継続していける「両立支援制度」が整いつつあります。**がん治療のため、仕事と両立しながら通院を続けている人は日本に少なくとも32・5万人いる**とされています。[※1]

「病気になるリスクを最大限に下げる」のも予防医学ですが、「病気になってしまってからの生活を最大限に充実させる」のも予防医学です。終章では、病気になってからの心がまえや、知っておいてほしいことをお伝えします。

PREVENTIVE MEDICINE

70

糖尿病・腎臓病になったら？「サルコペニア肥満」に要注意！

「筋トレ」は若者がするイメージが強いかもしれませんが、40歳以上の中高年にとっても非常に重要なものです。

人間は何もしなくても年とともに筋繊維が萎縮し、筋肉量が減っていきます。この状態を放置していると、「サルコペニア」になることがあります。

サルコペニアとは**「加齢によって全身の筋力が低下すること」**です。

約2000人の日本人高齢者を対象にした研究でも、サルコペニアに該当する人は男性で11%、女性で17%存在します。さらに**死亡リスクや介護リスクが上がった**という研究があり、問題視されています。[※2]

また、年齢を重ねると何らかのきっかけで入院する機会も増えます。運動量が劇的に落ちますので、筋肉量も減少しやすいです。

筋肉貯金を作っておこう

イタリアの研究でも、**10日間の入院で約15%の高齢者がサルコペニアの状態に移行した**という結果もあります。[※3] 年をとってからムキムキになる必要はありませんが、日頃から筋トレをして「筋肉貯金」を作っておいたほうが安心でしょう。

中高年にとって最も恐ろしいのは「サルコペニア肥満」です。筋肉量が低下し、脂肪量が増加した状態のことですが、「糖尿病予防」という観点では逆見本の体型です。

脂肪には、血糖値を下げる役割のホルモン「インスリン」の効きを悪くする作用があるためです。つまり**脂肪量が多いほど、糖尿病のリスクが上がります。**

そもそも糖尿病、または腎臓病になると、普通の人より筋肉が分解されやすくなり、サルコペニア肥満になりやすくなります。「筋肉量が落ちる→脂肪量が増える→糖尿病が悪化する→さらにサルコペニアが進行する」という負のスパイラルに陥ってしまいます。

一方、筋肉は収縮することで代謝経路が活性化し、筋細胞への糖分のとり込み力がアップし、血糖値が下がるというメカニズムになっています。**筋肉量が多い、筋肉を普段から使用する人ほど、糖尿病のリスクが下がる**のです。

糖尿病に効くレジスタンス・トレーニング

医学的には「レジスタンス・トレーニング」と呼ばれる名称の筋力トレーニングが推奨されています。ダンベルやバーベル、または自分の体重でもいいのですが、何らかの「抵抗負荷」をかけて行うトレーニングのことです。

まずは**「ダンベルが上がるギリギリの重さ」**を見つけましょう。上半身はその最大の重さの30％、下半身は50％の重さで10回×3セット行うのが効果的とされています。「大筋群」と呼ばれる大胸筋、広背筋、大臀筋、大腿四頭筋といった胸、背中、足などの大きな筋肉を動かすのが効果的です。

レジスタンス・トレーニングは特に糖尿病に効果的と言われています。[※4] **糖尿病では「足」の筋肉が分解されやすい**ので、重点的に行いましょう。

ダンベルなどを使わない方法としては、スクワットや腕立て伏せもいいですが、オススメなのが**「ランジ」**や**「片足立ち」**です。「ランジ」とは立った状態で片足を前

図18 「ランジ」で筋力向上、バランス感覚アップ！

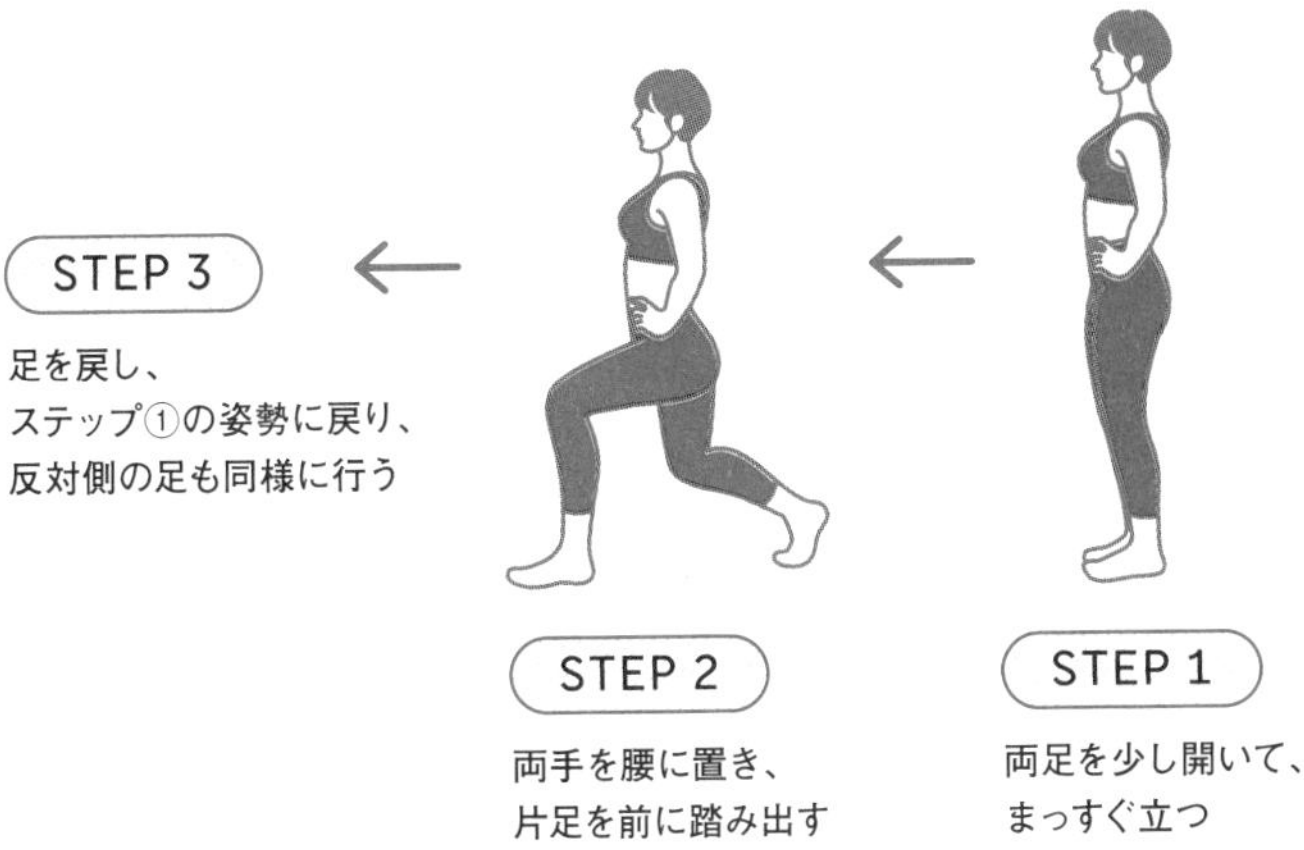
STEP 1
両足を少し開いて、
まっすぐ立つ
STEP 2
両手を腰に置き、
片足を前に踏み出す
STEP 3
足を戻し、
ステップ①の姿勢に戻り、
反対側の足も同様に行う

に踏み込み、元に戻る、というのを左右繰り返すトレーニングです。

「片足立ち」はその名の通り片足だけで立つことで、椅子につかまりながら目を閉じて1分間静止したり、目を開いた状態で足を交互に上げたりします。

　この2つはどちらも筋力向上に加えて「バランス感覚の向上」という効果が見込める点で非常にコスパがいいです。高齢者にとっては転倒予防にもなります。

　WHOによる運動の推奨でも、**65歳を越えたら転倒防止のためにバランス感覚を養うトレーニングをした**

ほうがいいとしています。[※5]

レジスタンス・トレーニングは週2〜3回行うのがベストですが、しつこいようですが**最も大事なのは「継続」なので週1回からでもかまいません。**さらに、「有酸素運動」と組み合わせることで相乗効果を発揮します。

ウィーン大学の研究でも、有酸素運動単独、レジスタンス・トレーニング単独よりも、この2つを順番に行う運動が最も糖尿病の改善につながったという結果になっています。[※6]

どちらか一方ではなく、**有酸素運動とレジスタンス運動は相補的な関係性**なのです。運動の順番に関しては、あまり質の高いエビデンスではないのですが、「レジスタンス運動→有酸素運動で休憩を少なく行うと脂肪燃焼効率がよかった」という論文があります。[※7]

サルコペニアを避け、健康寿命を延ばすために可能なレジスタンス・トレーニングを継続していきましょう（大前提として、病状の進行の程度によっては負荷の大きな運動は避けたほうがいい場合がありますので、疾患がある人は主治医の先生と相談しながら行ってください）。

PREVENTIVE MEDICINE

71

「腎臓の機能が落ちている」と言われたら?
減塩生活を続けるすごいコツ

腎臓の機能は、一度著しく落ちると再び回復することはありません。透析や腎臓の移植手術が必要になります。

しかし初期の段階であれば、回復させることも可能です。そのため「腎臓の機能が落ちている」「慢性腎臓病になっている」と言われた瞬間から手を打たなければなりません。

腎臓病は56ページで紹介した「GFR」と「尿タンパク」の合わせ技で重症度を判断します。レベルは1~5に分かれており、ちなみにレベル5は「透析」や「腎移植」が必要なレベルです（次ページの図19参照）。

厄介なことに、腎臓の機能が目に見えて落ちてきたレベル3以降では、「正しい食

図19　慢性腎臓病の診断基準

病期	各症状の説明	GFRの目安
レベル1	正常、 または腎障害は存在するが、 GFRは正常	GFR　90以上
レベル2	軽度の腎障害 症状がほとんどない	GFR　60〜89
レベル3	中等度の腎障害 疲れやすい、むくみ、貧血	GFR　30〜59
レベル4	高度の腎障害 尿量減少、むくみ、 貧血、食欲低下、血圧上昇	GFR　15〜29
レベル5	腎不全 透析治療か移植が必要	GFR　14以下

慢性腎臓病は、GFRに加えて尿タンパクや血清クレアチニンなども考慮し、総合的に判断する

事の方程式」が当てはまらなくなってきてしまうのです。

野菜や果物を食べてはいけない？

例えば、バナナや野菜に多く含まれる「カリウム」と呼ばれるミネラル成分は神経の伝達や筋肉の収縮にかかわっており、非常に重要なものです。

しかし、**腎臓の機能が一定レベルまで落ちてくると、カリウムを尿として体の外に出す能力も低下**します。血液中のカリウムが増え、「高カリウム血症」になることがあります。

この状態は突然死の原因となる「心室細動」という不整脈を引き起こす可能性があり、非常に危険です。カリウム値が高い慢性腎不全の人は、果物・野菜などカリウムを多く含む食品を制限しなければならない場合があります。

もう1つ制限が必要になるのが「タンパク質」です。腎臓の最大の役割は、不要な老廃物を尿にこして抽出する「ろ過作用」です。**老廃物を体の外に出す能力も低下しているので、老廃物が体に蓄積**していきます。一定レベルまで達すると、激しい疲れやだるさを感じる「尿毒症」になることもあり、タンパク質制限が必要になります。

タンパク質をとらないと、先述したサルコペニアにもなりやすくなり、非常に厳格な栄養管理が必要になります。ここまで聞いて、「カリウムやタンパク質を控えよう」と思った人もいるかもしれませんが、あくまでレベル3以降の話です。**レベル1～2であれば、制限等をする必要はありません。**

日本人は塩分をとりすぎ！

腎臓の機能が落ちてきたらすべきことは「減塩」です。

日本の高血圧学会でも、万人に塩分摂取量を「1日6グラム未満」を推奨しています。[※8] ただし、**日本人の平均塩分摂取量は約10グラム。**[※9] 目標にはまったく近づけていないのが現状です。減塩は、病気のない人にとっても必要といえます。

日本人がよく食べる和食には味噌汁や焼き魚など塩分の多いメニューがたくさんあります。これは和食の唯一の欠点と言っていいかもしれません。

塩分に含まれる「ナトリウム」というミネラル成分は、水を引き込む作用があるため、血液の中に過剰に存在すると血液の量が増えてしまいます。血液量が増えると血圧が上昇し血管の壁にダメージを与え、動脈硬化が進行していきます。

すると腎臓の血管もダメージを受け、「ろ過」能力も落ちていきます。今度は塩分を体の外にうまく出せなくなり、さらに血圧が上がってしまう……という負のスパイラルに陥ってしまいます。

血圧と腎臓の問題以外にも、**塩分のとりすぎは胃がんリスクも上昇**させます。約4万人の日本人を対象にした研究でも、食塩のとりすぎで男性の胃がんのリスクは上がり、特にいくら、うに、筋子などの「魚卵系」の食べ物はさらにリスクを上げるというデータがあります。[※10] 40歳を過ぎたら塩分を控えるよう意識しましょう。塩分に含まれるナトリウムは体に必須な成分ですが、日本人の平均摂取量を考えると「とらなすぎ」を気にする必要はないでしょう。

減塩生活を続けるコツ

減塩生活を長続きさせるコツは「塩を減らしたら、その分何かを足してあげる」という考え方です。例えば、**レモン、ゆずなど酸味のある果物や、こしょう、とうがらしといった香辛料は血圧や腎臓に悪さをしない**ので、塩の代打選手としては非常に便利です。減塩醤油などを使用するのも有効でしょう。

PREVENTIVE MEDICINE

72

尿管結石になったら？ カルシウムとクエン酸で徹底予防！

「二度とかかりたくない、人生で一番痛い思いをした病気」を挙げるとすると、まっさきに「尿管結石」が浮かぶ人も少なくないでしょう。

尿管結石とは、腎臓と膀胱の通り道に石ができ、「尿管」という管に石が詰まる病気のことです。腰や下腹部に体感したことがないような激痛が生じます。

あまりの痛みで、大の大人がうずくまって、腰を丸めて救急搬送されてくることも病院ではしょっちゅうです。

恐ろしいことに**尿管結石は「再発しやすい病気」**としても有名です。治療をしなければその後10年間の尿管結石の**再発率が50%**というデータも存在します。[※11]

普段の生活での再発予防の注意点について紹介しておきます。

カルシウムをたくさんとろう

最大の対策は「カルシウムの摂取量を増やすこと」です。尿管結石の90%の原因は「カルシウム結石」です。カルシウムとシュウ酸、リン酸といった「酸」が結合することで石ができます。「カルシウムをとりすぎると、尿の中のカルシウムの量が増えて石ができやすくなる」という説がありました。

しかし、現在ではカルシウムの摂取量は「増やしたほうがよい」とされています。

9万人のデータを対象にしたアメリカの研究では、**食事からカルシウムを摂取している量が多い人のほうが、尿管結石ができにくかった**という結果が出ています[※12]（ちなみに、サプリメントでカルシウムを摂取している人は結石ができやすくなってしまいました）。

ただデータがあるとはいえ「カルシウムの摂取量を増やすとカルシウム結石が減る」という現象がまったくもって腑に落ちない人も多いでしょう。

実は、この現象はカルシウムの「シュウ酸」への作用が影響しているのです。カルシウムは腸の中でシュウ酸と結合し、結晶を作ります。**腸でできた結晶は尿ではなく「便」として体の外に排出されます。**その結果、尿に流れるシュウ酸の量が減り、尿管結石ができにくくなるのです。

逆にカルシウムの摂取量が少ないと、シュウ酸が尿に流れて結石ができやすくなってしまいます。

もちろんあまりにカルシウムを摂取しすぎると、シュウ酸と反応しきれなかった分のカルシウムが尿に流れて結石のリスクが上がってしまうので、「ちょうどシュウ酸と適度に反応しつつ、カルシウムも余らせないよい塩梅」が理想ではあります。

しかし、そもそも日本人のカルシウムの平均摂取量は505mg（中高年の推奨摂取量は650〜700mg）とかなり少ないです。[※13] 骨への影響も含め摂取しすぎより**「しなすぎ」を意識したほうがいい**でしょう。

日本泌尿器科学会のガイドラインでも、尿管結石予防に600〜800mgのカルシウム摂取を勧めています。[※14] 適度なカルシウム摂取を意識してください。

クエン酸もオススメ

また「クエン酸」を多く摂取するのも効果的です。クエン酸は尿の中でカルシウムと結合してくれます。先述したように「シュウ酸」や「リン酸」といった酸とカルシウムが結合すると「石」ができます。**クエン酸はこの反応に割って入り、邪魔してくれる**非常にありがたい存在なのです。

尿酸値が高いと「尿酸結石」を引き起こす可能性があるのですが、ここでもクエン酸は有効です。クエン酸は尿を「アルカリ化」する作用があり、尿酸が溶けやすい環境を作ってくれるのです。

クエン酸は**レモン・梅干し・カシス**といった「想像するだけで酸っぱい」ような食べ物に多く含まれています。結石予防にはクエン酸を多く含んだ酸っぱい食べ物を定期的に摂取しましょう。

他にも、シュウ酸を摂取しすぎないことも有効です。身近な食材では「ほうれん草」に多く含まれています。シュウ酸は水溶性なので、ゆでれば大部分は水に溶けます。**ほうれん草は「ゆでて食べる」**のがオススメです。

脱水に気をつけて！

そして気をつけていただきたいのが「脱水」です。**体内の水分が少ないと尿が濃縮されて発作が起こりやすくなります。「痛風」も同様**です。血液が濃縮され、相対的に尿酸値が上がるので発作が起こりやすくなります。

例えば「ビールを何杯も飲んだ後、水も飲まずにサウナに入る」という行為は絶対にやめましょう。痛風や尿管結石が起きるお膳立てをしているようなものです。

逆に言えば、水分をしっかり摂取すれば発作のリスクを下げられるということでもあります。**1日2ℓの水分摂取を行った場合、5年間の再発率を15％下げた**というデータも存在しますので、しっかり水分摂取をするようにしましょう。[※15]

「カルシウム」「クエン酸」「水分」の摂取が尿管結石予防には効果的です。加えて、ほうれん草は必ずゆでるなど、シュウ酸の摂取を減らす対策も有効でしょう。

「石ができない体作り」を心がけ、尿管結石の激痛を未然に防いでいきましょう。

PREVENTIVE MEDICINE

73

がん、難病になったら？
病気と闘う仲間を作る

もし、あなたの身にがんなどの重大な病魔が襲ったとき、真っ先にしてほしいのは「仲間を作ること」です。

大前提として「健康な人間に病気の人の苦しみは共感しきれるものではない」と感じています。患者さんと家族・医療者との間のコミュニケーションの乖離・溝が生まれてしまう場合があります。この溝を埋めるために、医療業界の用語でエビデンスと両輪をなす概念として**「ナラティブ」**という考え方が生まれました。

エビデンスが科学的データや根拠にもとづいたものであるのに対して、ナラティブは患者さんとの対話の中で**「感情」から生まれた病気のとらえ方・感じ方を重視する**ものです。

病気になった際のエピソードを共有してもらうことは、病気の経験がない医者にとって非常に勉強になり、同じ病気の別の患者さんにはよりいっそう心に染みるものです。同じ病気の経験者の話を聞く中で、苦痛に感じていることなどをお話しいただき、背中の荷物を少しでも軽くしていく環境が必須だと考えています。

どうすれば仲間が見つかる？

そして「仲間の見つけ方」についてですが、現代ではＳＮＳやＷｅｂ上でさまざまな病気の人向けのコミュニティが展開されています。

例えば、**「Gコミュニティ」**というＷｅｂサイトでは、「潰瘍性大腸炎」と「クローン病」という大腸の難病の患者さんが、専門の医師や患者さんに相談できる場が設けられています。

また**「5years」**というコミュニティではがん経験者が現在進行形で闘病中のがん患者さんに経験談を語ったり、仲間を見つけたりすることができます。

このように、現代では比較的容易に同じ病気の経験者、患者さん同士がコミュニケーションをとることができる場が増えています。

「実名でのコミュニケーションはちょっと……」という人にとっては、匿名でのやりとりができるのも利点です。

「匿名性」のメリットを利用して、普段言えないつらい悩みや困りごとを気楽に共有して、吐き出してください。

また私の運営する「予防医学ch」でも、医者からの一方通行の情報提供だけではなく、「ナラティブ」を活用しています。**コメント欄で病気の実際の経験談を聞くことができたり、場合によっては経験者が相談に乗ってくれたりするときもあります。**

最近のYouTubeの傾向として、コメント欄が掲示板化する現象が起きており、当チャンネルではそれが非常によい方向に作用しております。

私自身にとっても、例えば「コーヒーは体に毒と思っていた」「体重が減ったくらいで病院に行くのは医者に悪いと思っていた」などといった、率直な患者さんの生の声を聞くことができるので本当に素晴らしい場所になっています。

SNS社会では誹謗中傷の問題がクローズアップされがちですが、上手に使えば必ずよい未来につながると考えています。

共通の「敵」を持った仲間とともに病魔に立ち向かっていきましょう。

PREVENTIVE MEDICINE

74

病気が教えてくれること「健康な日常こそ宝」

「病気は神様からの贈り物」と呼ばれることもあります。病気になって初めて**「今までのありふれた日常」にありがたみを感じる**きっかけになるからです。

人間は「慣れる」生き物です。タワーマンションの最上階から見る夜景も、どうやら毎日見ていると飽きてしまうことが多いようです。健康な日常に毎日毎日感謝できる人はほとんどいません。

しかし、誰にとっても「その日常」が続く保証はありません。ある日突然、症状が出現したり、または健康診断で発覚したりする場合があります。病気になったことを悲嘆し、すさんだ生活習慣を顧み、後悔する人もいます。その一方で、「病気になったからこそわかること」もあるのです。

大病を患ったからこそ、わかったこと

糖尿病を放置していたせいで急激に悪化し、何度も嘔吐し、荒い呼吸の状態で救急搬送された患者さんがいました。

病気になったからこそ「もうあんな思いは二度としたくない」と、退院後は健康のありがたみを再確認。**体にいい食事・運動習慣を継続し、再発のない状態をキープ**できています。この方にとっては、救急車で搬送された体験があったからこそ、素晴らしい生活習慣が身についたといえます。

もう一例紹介します。病気になる前は家族と非常に不仲だった患者さんも、がんの宣告を受けてから、じっくり自分の残りの人生と向き合うようになりました。**家族と腹を割って話すようになり、良好なコミュニケーションがとれている**というケースもあります。

今まで気づけなかった「日常のありがたみ」を体感するのに、病気は必要な存在だった。そう感じる場面に出くわすこともあります。病気になったからこそ、堪能できる、受容できる感動を噛みしめながら、前を向いて生きていきましょう。

おわりに

「いい人生だった」と言い切れる人を増やしたい

「医者の使命は病気を予防することにある」

「日本の細菌学の父」といわれ、ペスト菌の発見、破傷風の治療法の開発に尽力した北里柴三郎《きたざとしばさぶろう》さんの言葉です。

勤務医として救急の現場に立っている中で、「何の根拠もない民間療法を選んだ結果、全身にがんが転移した状態で来院される人」や「生活習慣病を放置し、心筋梗塞や脳梗塞に罹患し救急搬送されてくる人」に出会うのは日常茶飯事でした。

その一方で、「適切な検診を行うことでがんを早期発見し、手術をして元の生活に戻ることができた人」や「健康診断で糖尿病の一歩手前であることが発覚したことで、生活習慣を改善し、大病を防ぐことができた人」にも数多く会ってきました。

本書は、医学的エビデンスの中での「正解」の行動がとれるよう、とにかくわかりやすさ、行動へのつなげやすさを意識しました。あなたの日々の行動に影響を与えることができれば幸いです。

救急現場に日々運ばれてくる患者さんの「病」に対応するのは、インベーダーゲームでたとえるなら、絶え間なく降ってくる「宇宙人」を撃退することです。一方、予防医学の普及は病の温床である「宇宙船」の破壊にあたります。

宇宙船を破壊するためには、1人でも多くの人に正しい医療知識を届ける必要がありますす。そのために何が必要なのか、どこまで医学情報をかみ砕いてよいのか、自分もまだまだ手探りの状態です。

さまざまなツールがありますが、YouTubeは無料で多くの人に情報を伝えることができ、コメント機能で双方向のコミュニケーションをとることができます。「動画を見て、あてはまる症状があり、病院へ行きました。心筋梗塞の疑いがあるとわかり、早急に治療を受けることができました」といったお礼をいただいたこともあります。また「脳梗塞になった瞬間のエピソード」や「糖尿病を放置した結果、足を切断することになりかけたが、運よく免れた話」といった貴重な体験談を知ることができ、医者としてもとても勉強になりました。

さらには、視聴者同士で励ましのエールを送ったり、経験にもとづいた日常生活での心がまえを共有したりなど、医療情報を発信するのに本当に適したツールだと確信しています。

産業医の仕事も、予防医学の情報を伝え、しくみを作り、「個人」を越えて「会社」を健康にしていく過程にとてもやりがいを感じています。

今回は1冊の本として、自分が伝えたい予防医学の知識を余すところなく凝縮できました。恣意的な表現を強要することなく、伝えたいように書かせていただいたダイヤモンド社の中村明博さんには感謝してもしきれません。

「健康と日常」に寄り添うために

新型コロナウイルスの大流行によって重症化した方、亡くなってしまった方にはある共通点があります。高血圧、糖尿病、肥満、脂質異常症、日本の生活が欧米化していく中で急激に増加した「生活習慣病の罹患」です。

今一度「自分の身体のメンテナンスはこのままでよいのか」を見直してください。人生１００年時代において、予防医学は中高年にとって「必須の教養」になると確信しています。

人間は「喉元過ぎれば熱さを忘れる」生き物です。体調を崩して健康のありがたみを認識しても、体調が戻るとすぐに病気のことは頭から抜け落ちます。もちろんそれが普通です。だからこそ、この本を本棚に並べておいて、ふと思い出したときに手にとってください。

「最近食生活が乱れていたから、変えないとな……」

「健康診断のあのデータ、ちょっとやばいみたい……」

「ストレスのせいか、何だか体調が悪いな……」

新しい発見が見つかるかもしれません。本書があなたの「健康と日常」に寄り添うものになれば、私にとっては望外の喜びです。予防医学が１人でも多くの人の健康寿命を延ばし、晩年に「いい人生だったなあ」と思ってもらえる一助となりますことを心よりお祈り申し上げ、結びとさせていただきます。

50歳から

☑ **胃カメラ検査**（2〜3年おき）、**バリウム検査**（1〜3年おき） P096
☑ **便潜血検査**（毎年） P100
☑ **大腸カメラ検査**（10年に1回） P100
☑ **帯状疱疹ワクチン** P251

50歳を過ぎると口から肛門までをつなぐ「消化管」に関するがんリスクが高まります。便潜血・大腸カメラ検査、胃カメラやバリウム検査を受けておきましょう。免疫機能が落ちてきて、帯状疱疹に罹患しやすくなります。ワクチンを接種しましょう。

55歳から

☑ **低線量CT**（ヘビースモーカーは毎年） P111
☑ **PSA検査**（PSAのメリット・デメリットを考えて選択。55〜69歳） P115

55歳になると肺がん・前立腺がんのリスクも上がってきます。ヘビースモーカーの方は低線量ＣＴで肺がんの予防・早期発見に努めましょう。ＰＳＡ検査に関しては、「ラテントがん」等の知識をおさえたうえで、検診に組み込むかどうか決めましょう。

65歳から

☑ **腹部超音波検査**（65歳以降の喫煙者男性） P111
☑ **骨粗しょう症検診**（女性は65歳から。男性70は歳から） P246
☑ **肺炎球菌ワクチン**（65歳から。持病があれば60歳） P251

65歳を越えて高齢者に突入すると、血管や骨の経年劣化によって「大動脈瘤」や「骨粗しょう症」といった病気のリスクが上がります。また肺炎球菌は、高齢者が感染すると命を落とすこともある非常に危険な細菌です。しっかりワクチンで予防しましょう。

巻末資料

1

年齢別やることリスト

※年齢はあくまで目安です。個人の基礎疾患などの状況によって変化することもあります。

今すぐやる

☑ **ピロリ菌検査** P083

☑ **HPVワクチン**（45歳まで） P091、P126

☑ **風疹ワクチン**（昭和生まれ世代） P257

がんの原因となるピロリ菌・ヒトパピローマウイルスが体を蝕んでいる可能性があります。早めに対応しましょう。また昭和生まれ世代は風疹ワクチンを打っていない場合もあります。結婚前の男性は必ず打っておきましょう。

40歳から

☑ **肝炎ウイルス検診**（1回） P087

☑ **マンモグラフィ**（2年おき。高濃度乳房なら乳腺エコーも検討） P106

☑ **細胞診**（3年おき）、**細胞診＋HPV検診**（5年おき） P091

40歳になったら肝炎ウイルス検診を無料で受けられるようになります。忘れずにきっちり受けておきましょう。また女性に関するがん（乳がん・子宮頸がん）のリスクも40代から上がります。検診をスタートしましょう。

意してください。「押しても痛くない」「体をねじっても痛みが強くならない」ときは筋肉や骨ではなく、内臓から生じている痛みの可能性があります。すぐに病院を受診しましょう。専門科は「循環器内科」ですが、救急外来を受診しましょう。

5 なぜか体重が減る

心当たりのない体重減少はがんの可能性もあります。がん細胞は宿主である人間のタンパク質や脂肪をエネルギー源として成長するので、体重が減ることもあります。

また、糖尿病の可能性もあります。糖分は「インスリン」というホルモンの働きでエネルギーとして活用できるのですが、糖尿病が進行すると、インスリンの機能が弱まります。その結果、自分の筋肉や脂肪を分解してエネルギーとして使用するようになるので、体重が減ることがあります。「半年〜1年の間に体重が5％減る」と異常といわれています。心当たりのない体重減少には気をつけてください。

6 血の混じった痰が一定期間出る

「肺がん」の可能性があります。肺がんが気管支の近くにできると、気管支を刺激し、気管支から出血してしまうことがあります。この血の成分が痰に混じって排出されてしまうのです。喫煙者、副流煙を普段から吸う方はリスクが上がります。専門の科は「呼吸器内科」になります。

7 寝ているとき、下着がぐっしょりするくらいの汗が出る（動悸の頻度が増えた）

汗の量が異常に増えた、もしくは動悸の頻度が増えた場合は、活動性を高める甲状腺ホルモンの分泌が増えている可能性があります。内科、または内分泌内科を受診してください。

8 普段以上に気分が滅入る、やる気が出ない、食欲がない

甲状腺や副腎のホルモンの分泌が減っている可能性があります。

巻末資料

2

40歳以上ならすぐ病院に行くべき「15の症状」

1 おしっこの泡立ちがきめ細かくなり、なかなか消えない

尿タンパクの増加が原因かもしれません。タンパク質の混じった尿はきめ細かく泡立つことがあるので、「普段と違う泡立ち」を見たら要注意です。

腎臓はリサイクルセンターの役割を果たしており、タンパク質がおしっこに漏れ出すことはありません。しかし、腎臓に炎症が起きたり、腎不全の状態になったりすると「ろ過」機能が弱まり、タンパク質が漏れてしまいます。

2 血便が一定期間続く

痔の可能性もありますが、一定期間続く場合は「大腸がん」や「腸の炎症」が原因である可能性があります。消化器内科をすぐ受診しましょう。血の塊が出てくる場合は大量に出血している場合もあるので速やかに受診しましょう。

3 ハンマーで殴られたような頭痛

「くも膜下出血」の可能性があります。今まで感じたことのない頭痛がしたら、救急車を呼びましょう（専門科は「脳神経外科」）。

4 胸や肩のズキズキする痛みがおさまらない

心筋梗塞が起こると、胸だけでなく、肩も痛むことがあります（放散痛と呼びます）。心臓のある左だけでなく、右の肩が痛くなることもあるので注

た血糖値が上がり、いわゆる「ドロドロ血液」になると、人間の脳は血液を薄めるために「水を飲め！」という指令を出すので喉が渇きやすくなります。この際、糖分の多いスポーツドリンクで水分補給してはいけません。さらにのどが渇き、またスポーツドリンクを飲んで血糖値が上がるという最悪のスパイラルに陥ることもあります。この状態を「ペットボトル症候群」と呼びます。他にも糖尿病は進行すると目のかすみ、しびれといった症状が出ることがあります。

13 歩いているとふくらはぎが痛む

歩いているとふくらはぎが締めつけられるように痛くなる。しばらく休むと回復するが、また歩き出すと痛くなる。こんなときは足の動脈硬化である「閉塞性動脈硬化症」が進行している可能性があります。

筋肉は活動するときに酸素を必要とし、その酸素を運ぶのが血液です。足の動脈硬化が進行すると満足に血液を運べなくなり、酸素不足になった足の筋肉が痛むようになります。放置すると血管が詰まって足が腐ることもあります。早めに受診しましょう。専門科は「循環器内科」になります。

14 目で見てわかる足のむくみ・片方だけの足のむくみ

指で押さえるとくぼみができ、元に戻るのに時間がかかる。あるいは、目で見てすぐわかるレベルのむくみだと、「心不全」「肝不全」「腎不全」といった病気が進行している可能性があります。

10秒間指で押して、元に戻るのに40秒以上かかる場合は心不全などが疑われます。また、片方だけのむくみは血栓が詰まっていることが原因だったり、感染症などの病気が関係していたりする可能性もあります。むくみだけではどの臓器が原因かわかりません。まずは内科を受診しましょう。

15 ささいなことであざができる

ほんのしたことであざができる場合は、白血病の可能性があります。「血小板」という血を固まらせる成分が少なくなるため、簡単にあざができるのです。白血病の専門科は血液内科ですが、まずは内科の受診でよいでしょう。

メンタルの可能性もありますが、内科、または内分泌内科を受診してください。女性の場合は、閉経の前後5年、合わせて10年間の更年期に起こりやすい「更年期障害」が原因の可能性もあります。

9 声がかすれる・出なくなる

心当たりなく声がかすれたり、出なくなる場合は咽頭がん・喉頭がんの可能性もあります。つんく♂さん、立川談志さんといった著名人の方々も咽喉頭がんの被害者です。喫煙、飲酒量が多い方はリスクが上がるので、特に要注意です。専門科は耳鼻咽喉科になります。

10 急に怒りっぽくなる

急に怒りっぽくなったり、性格が変わってしまった場合は「認知症」が原因の場合があります。「ピック病（前頭側頭型《ぜんとうそくとうがた》認知症）」という類の認知症だと、働き盛りの40～50代に起こるケースもあります。人間は脳の「前頭葉」という部分で感情をコントロールしているのですが、この前頭葉が萎縮すると、感情がコントロールできなくなります。明らかに以前と違う場合は専門科である神経内科や認知症外来で相談しましょう。

11 おしっこがチョロチョロしか出ない、もしくは頻尿

可能性が高いのは前立腺肥大症ですが、前立腺がんも考えられます。前立腺が大きくなったり、がんができたりすると、まわりの膀胱や尿道を刺激します。そしてその刺激が「トイレに行け！」という指令につながってしまうのです。寝てから2～3回以上トイレに行くなど、症状がある場合は泌尿器科を受診しておきましょう。

12 のどが異常に渇き、1日4ℓくらい水分をとる

糖尿病が進行すると、のどが異常に渇くことがあります。尿の中の糖分が多くなると、水を引き込むようになり、おしっこの量が増えます。その分の水分を体にとり入れないといけないので、のどが渇きやすくなるのです。ま

ではありません。そもそも論文の中にも、何十万人を対象とした規模の大きい研究から、20〜30人を観察しただけの研究もあります。研究の方法、解釈の仕方によって医者の間で意見が分かれることもあります。

つまり、論文をベースに議論をしたり、解釈をしたりする作業があるわけです。こうした前提があるにも関わらず、論文無しに情報発信する科学者（医者）は「論外」だと考えます。

今後は一般の健康本でも「論文が引用されているかどうか」が注目される風潮が生まれれば、質の低い本が淘汰されていくのではないかと考えています。

3 「正しい医学用語」で検索する

ネットで医療情報を調べるときのコツは「正しい医学用語で調べる」です。

- 「足の動脈硬化」⇒ 閉塞性動脈硬化症
- 「目がチカチカする」⇒ 羞明《しゅうめい》、閃輝暗点《せんきあんてん》

このように状態や症状を表す医学用語が存在します。こうした用語で検索すれば、情報の信憑性は増します。とはいえ、医学用語がわからない場合がほとんどでしょうから、まずは「〇〇（症状）　医学用語」で調べて、正確な用語を確認しましょう。

最終的な判断は医者に聞くべきですが、医者の立場としても患者さんがヘルスリテラシーを高め、正しいところから情報を入手し、「こういった情報があったのですが、私はこの病気でしょうか？」と質問してくれるのは、本当にすばらしいことだと感じます。

流れてくる情報をキャッチするのもいいですが、自分から積極的に取得したほうが余計なデマに惑わされなくなります。

テレビや本で得た情報も「この話は本当に正しいのか？」と疑問を持ち、常に取捨選択する習慣をつけておきましょう。

巻末資料

3

正しい医療情報を見抜く「3つのコツ」

1 「医療情報は言い切りにくい」と知っておく

健康本には「○○すれば血圧が下がる！」「○○すれば病気が治る！」という「言い切り」表現が多いです。言い切ったほうがわかりやすく、そして読者が安心するのはわかっています。「言い切れるものなら言い切りたい」と思っている医者も多いでしょう。

しかし、「AすればBになる！」といった100%の一対一対応になる医療情報はほとんどありません。

例えば「血圧を下げる効果がある」という論文が出ているチョコレートに関して言えば、「チョコレートは血圧を下げるというエビデンスがある」「血圧を下げる可能性がある」「効果が期待できる」といった表現は正しいです。

しかし、「チョコレートを食べたら血圧が下がる！」は間違いなのです。一定の個人差や他の要因があり、全員の血圧が必ず下がるわけではないからです。

2 論文の引用されている健康本を選ぶ

健康本は玉石混交ですが、もちろんすばらしい本もあります。そうした本の共通点は「引用した論文の記載があること」です。

とはいえ「論文が引用されていれば、正しい本」と単純化したいわけ

出典、補足資料

出典

本文中の脚注（※）の出典については、一覧の PDF ファイルが下記 URL より確認・ダウンロードできます。ブラウザ上部のアドレスバーに下記 URL をご入力ください（検索サイトの検索窓から開くことはできません）

https://www.diamond.co.jp/go/pb/yobouigaku.pdf

こちらの QR コードからもアクセスできます。

補足資料

本書に収めきれなかった内容、本書の内容を補足・解説したコンテンツをまとめた専用ページをご用意しました。ブラウザ上部のアドレスバーに下記 URL をご入力ください（検索サイトの検索窓から開くことはできません）

https://preventiveroom.co.jp/media/book

こちらの QR コードからもアクセスできます。

森 勇磨（もり・ゆうま）

産業医・内科医／ Preventive Room 株式会社代表

東海高校・神戸大学医学部医学科卒業。研修後、年間約１万台の救急車を受け入れる藤田医科大学病院の救急総合内科にて救命救急・病棟で勤務。救急現場で数えきれないほど「病状が悪化し、後悔の念に苦しむ患者や家族」と接する中で、「病院の外」での正しい医療情報発信に対する社会課題を痛感する。そして、今や子どもから高齢者まで幅広く親しまれるようになったYouTubeでの情報発信を決意。2020年２月より「すべての人に正しい予防医学を」という理念のもと、「予防医学ch/ 医師監修」をスタート。「わかりやすい説明で参考になる」「怖いけど面白い」と評判になり、チャンネル登録者は27万人を突破し、総再生回数は2000万回を超える。

株式会社リコーの専属産業医として、「会社の健康プログラムの構成」「労災防止を目的とした作業環境の改善」など、社員という『個人』へのアプローチ、そして会社システムという『集団』へのアプローチから予防医学の実践を経験後、独立。

産業医としての「企業と人を健康にする予防医学」、さらには「従来の枠組みにとらわれず、病院の外でできるあらゆる予防医学」のアプローチに挑戦して、１人でも後悔する人を減らしたいという思いから、Preventive Room 株式会社を立ち上げ、予防医学のさらなる普及を目指している。

また海外の家庭医制度を参考にしたサービス「かかりつけ予防医学」を展開。詳しいヒアリングを通して、困ったときの健康相談をいつでも既知のドクターにLINEでできるサービスを考案した。１人１人の個別の背景に合わせた、個人に寄り添えるオーダーメイドの予防医学サービスの普及を目指している。

Preventive Room 株式会社
https://preventiveroom.co.jp

40歳からの予防医学
――医者が教える「病気にならない知識と習慣74」

2021年9月28日　第1刷発行
2023年6月6日　第7刷発行

著　者――森勇磨
発行所――ダイヤモンド社
〒150-8409　東京都渋谷区神宮前6-12-17
https://www.diamond.co.jp/
電話／03･5778･7233（編集）　03･5778･7240（販売）

装丁――――小口翔平＋三沢稜（tobufune）
本文デザイン・DTP―岸和泉
校正――――加藤義廣（小柳商店）、円水社
製作進行――ダイヤモンド・グラフィック社
印刷――――堀内印刷所（本文）・新藤慶昌堂（カバー）
製本――――ブックアート
編集担当――中村明博

ISBN 978-4-478-11345-5

郵 便 は が き

料金受取人払郵便

渋谷局承認

6974

差出有効期間
2024年12月
31日まで
※切手を貼らずに
お出しください

150-8790

130

〈受取人〉
東京都渋谷区
神宮前 6-12-17
株式会社ダイヤモンド社
「愛読者クラブ」行

本書をご購入くださり、誠にありがとうございます。
今後の企画の参考とさせていただきますので、表裏面の項目について選択・ご記入いただければ幸いです。

ご感想等はウェブでも受付中です（抽選で書籍プレゼントあり）▶

年齢	（　　　）歳	性別	男性 ／ 女性 ／ その他
お住まいの地域	（　　　）都道府県　（　　　）市区町村		
職業	会社員　経営者　公務員　教員・研究者　学生　主婦 自営業　無職　その他（　　　）		
業種	製造　インフラ関連　金融・保険　不動産・ゼネコン　商社・卸売 小売・外食・サービス　運輸　情報通信　マスコミ　教育 医療・福祉　公務　その他（　　　）		

①本書をお買い上げいただいた理由は?
（新聞や雑誌で知って・タイトルにひかれて・著者や内容に興味がある　など）

②本書についての感想、ご意見などをお聞かせください
（よかったところ、悪かったところ・タイトル・著者・カバーデザイン・価格　など）

③本書のなかで一番よかったところ、心に残ったひと言など

④最近読んで、よかった本・雑誌・記事・HPなどを教えてください

⑤「こんな本があったら絶対に買う」というものがありましたら（解決したい悩みや、解消したい問題など）

⑥あなたのご意見・ご感想を、広告などの書籍のPRに使用してもよろしいですか?

1　可　　　　2　不可

※ご協力ありがとうございました。

【40歳からの予防医学】113455●3350